Kishan Sharma
Sareen Duseja
Vilas Patel

OBTURADORES PARA DEFEITOS MAXILARES

Kishan Sharma
Sareen Duseja
Vilas Patel

OBTURADORES PARA DEFEITOS MAXILARES

ScienciaScripts

Imprint

Any brand names and product names mentioned in this book are subject to trademark, brand or patent protection and are trademarks or registered trademarks of their respective holders. The use of brand names, product names, common names, trade names, product descriptions etc. even without a particular marking in this work is in no way to be construed to mean that such names may be regarded as unrestricted in respect of trademark and brand protection legislation and could thus be used by anyone.

Cover image: www.ingimage.com

This book is a translation from the original published under ISBN 978-620-7-46690-0.

Publisher:
Sciencia Scripts
is a trademark of
Dodo Books Indian Ocean Ltd. and OmniScriptum S.R.L publishing group

120 High Road, East Finchley, London, N2 9ED, United Kingdom
Str. Armeneasca 28/1, office 1, Chisinau MD-2012, Republic of Moldova, Europe
Printed at: see last page
ISBN: 978-620-7-93328-0

Copyright © Kishan Sharma, Sareen Duseja, Vilas Patel
Copyright © 2024 Dodo Books Indian Ocean Ltd. and OmniScriptum S.R.L publishing group

Conteúdo

CAPÍTULO 1

INTRODUÇÃO

A reabilitação de doentes deficientes com defeitos congénitos ou adquiridos na região da cabeça e do pescoço é uma tarefa difícil, que exige uma estreita integração de várias disciplinas da saúde. O(s) defeito(s) não é(são) meramente físico(s), mas uma combinação de incapacidades funcionais e estéticas complicadas pelo estado emocional do doente e dos seus associados. Os problemas associados à necessidade de uma consideração especial para as próteses, as potenciais alterações nas relações interpessoais em relação ao funcionamento sexual, a desfiguração pós-cirúrgica e os problemas de identificação, a mutilação, o emprego, a consideração especial do trabalho, o stress e a tensão da deficiência física, o estatuto social e a potencial perda da visão, da fala e de outras funções sensoriais, as despesas com o tratamento e, acima de tudo, o medo da morbilidade - tudo isto é um presságio contra a suposição de que o doente pode fazê-lo sozinho! O restabelecimento do estado físico e psicológico e da qualidade de vida do doente para um nível aceitável exige muitas vezes grandes esforços, tempo, conhecimentos e despesas.

Um obturador (em latim, obturare, significa "fechar" ou "encerrar") é uma prótese ou uma parte da mesma que fecha uma abertura. O "Glossário de Termos de Dentisteria Protética" (GPT-8) define um obturador como uma "prótese utilizada para fechar uma abertura tecidular congénita ou adquirida, principalmente do palato duro e/ou estrutura contígua". Esta definição, por si só, fornece uma descrição adequada do objetivo da obturação em pacientes com defeito maxilar sob a forma de fenda ou abertura no palato.

Os defeitos maxilares podem ser congénitos ou adquiridos. Os defeitos congénitos são causados por uma malformação do desenvolvimento. Os defeitos adquiridos são criados pelo tratamento cirúrgico de neoplasias benignas ou malignas e por traumatismo.

O objetivo do tratamento na restauração de defeitos maxilares adquiridos é conseguir uma função normal de mastigação, deglutição, fala e aparência. São sugeridas duas categorias de tratamento: reabilitação protética convencional de um defeito com uma prótese obturadora ou reconstrução cirúrgica do defeito. A prótese obturadora continua a ser o procedimento mais comum para a reabilitação do paciente com maxilectomia. No entanto, os procedimentos cirúrgicos são defendidos para uma melhor preservação e para melhorar as áreas de apoio em torno do defeito da maxilectomia.

O tratamento protético do defeito palatino foi iniciado já em 1500. Ambroise Pare foi provavelmente o primeiro a utilizar meios artificiais para fechar um defeito palatal. Os primeiros obturadores eram utilizados para fechar defeitos congénitos e não adquiridos. Os objectivos iniciais do tratamento eram o encerramento artificial do defeito e a retenção adequada do encerramento artificial. Os desenhos engenhosos dos primeiros pioneiros atingiram estes objectivos. Com o passar do tempo, novos e melhores conceitos de obturação evoluíram.

É um grande desafio para o Prostodontista reabilitar os defeitos adquiridos do maxilar para atingir os objectivos básicos da Prostodontia. A concretização destes objectivos será influenciada pelo tamanho e localização do defeito e pela quantidade e integridade das restantes estruturas de suporte. Os desenhos de próteses relativos a todas as fases da gestão protética têm sido discutidos na literatura dentária. A necessidade de suporte, retenção e estabilidade na conceção de qualquer prótese deve ser compreendida para atingir os objectivos protéticos. Na maioria das vezes é necessário modificar, e por vezes violar, alguns dos princípios básicos do desenho da prótese devido à natureza básica do defeito

Recentemente, foi descrita a reconstrução cirúrgica utilizando técnicas cirúrgicas microvasculares avançadas como uma alternativa à prótese obturadora para fechar defeitos de maxilectomia. Se a reconstrução cirúrgica do defeito puder ser efectuada com êxito, ajudará em parte o prostodontista a atingir o objetivo prostodôntico básico de reabilitar os pacientes com próteses fixas suportadas por implantes osseointegrados. Esta abordagem multidisciplinar avançada ajuda não só a restaurar o defeito, mas também a reabilitar física e psicologicamente os pacientes afectados, de modo a que possam regressar à sua vida pessoal e social. A restauração bem sucedida dos defeitos com este tipo de abordagem em equipa é considerada gratificante tanto para o doente como para a equipa de trabalho. No entanto, a limitação dos procedimentos de reconstrução cirúrgica devido a factores físicos e socioeconómicos dos pacientes e a limitação de alcançar as directrizes protéticas preocupam o prostodontista a esforçar-se de uma forma mais organizada no diagnóstico e no planeamento do tratamento para a conceção de próteses obturadoras, compreendendo os princípios da biomecânica, de modo a alcançar os objectivos protéticos básicos na reabilitação de pacientes com maxilectomia.

Uma vez que a medicina dentária está a avançar para a digitalização, a prototipagem rápida é a nova tecnologia que foi introduzida e que ajuda a construir modelos maxilofaciais, sendo discutidos mais pormenores na literatura que ajudam a proporcionar um meio sólido de reabilitação maxilofacial.

CAPÍTULO 2

HISTÓRIA

As investigações antropológicas revelaram as primeiras tentativas de substituição de partes do corpo em falta, mas só no século XVI é que se tornou disponível documentação fiável para encorajar a disseminação de técnicas e materiais bem sucedidos. Antes da era de Pare, **Petronius** foi o primeiro a utilizar lã de algodão, estopa ou cera para o enchimento de defeitos palatinos adquiridos para obturação. Este trabalho é datado de cerca de *1530* e foi seguido pelo cirurgião francês **Ambrose Pare**, a quem se atribui a descrição de obturadores em forma de botão feitos de metal e esponja.3 **Fig. 1 OBTURADOR DE BOTÃO DE PARE RETIDO POR UMA ARRANJO DE METAL "CUFF LINK" (à esquerda) E ESPONJA (à direita) QUE SE EXPANDE QUANDO MOLHADO**

A procura de melhores materiais e meios aperfeiçoados de retenção de próteses foi avançada no *século XVIII* por **Fauchard**, que, utilizando metal, criou o protótipo do conetor maior do maxilar para utilização na substituição de dentes naturais.6 O seu desenho incluía asas que podiam ser posicionadas pelo doente a partir do lado oral do obturador e utilizava o pavimento do nariz para retenção **[fig. 1]**. A era de Fauchard é geralmente referida como o início da medicina dentária moderna, particularmente para a medicina dentária protética. A série de cinco próteses descritas por ele em *1728* no seu Le Chirurigien Dentists inclui referência a uma prótese particular que usava ligaduras afixadas aos dentes naturais para a retenção de um obturador.

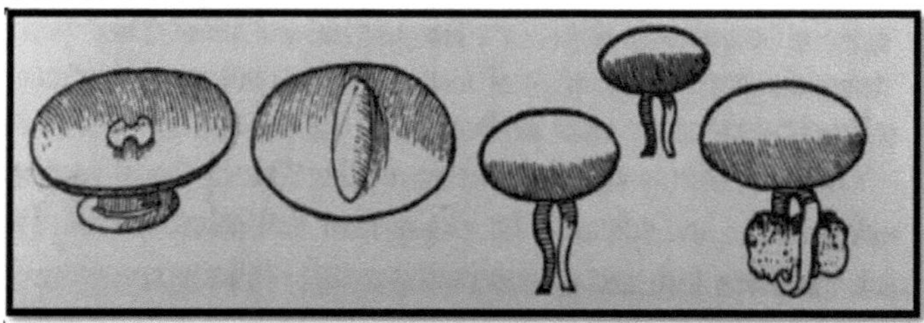

Figura 1 **PRÓTESE DE FAUCHARD (A, B)**

Em *1757*, **Bourdet** introduziu o uso de ligaduras de seda presas a dentes naturais para reduzir a irritação da mucosa nasal causada pelas suspensões no desenho de Fauchard e também para suportar uma cobertura de chapa metálica menos volumosa para obturar o defeito de uma forma menos destrutiva.3

Simultaneamente, em *1820*, **Delabarre** escreveu uma obra em dois volumes sobre dentisteria mecânica. São-lhe atribuídas duas grandes contribuições para o desenvolvimento de próteses. Primeiro, foi reconhecida a inadequação das ligaduras de seda fracas para a retenção. Foi introduzido um novo conceito de ligação de fio ao obturador com bandas metálicas colocadas lateralmente que fixavam os dentes. **(Fig.3)** A segunda contribuição significativa

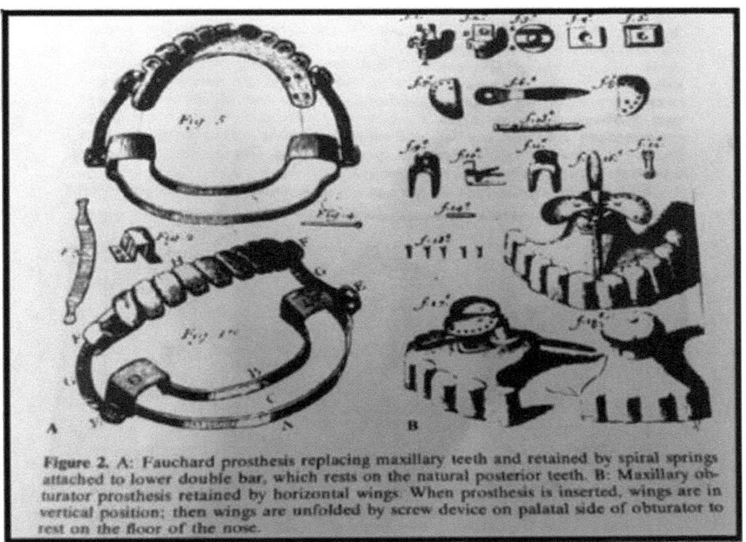

Figure 2. A: Fauchard prosthesis replacing maxillary teeth and retained by spiral springs attached to lower double bar, which rests on the natural posterior teeth. B: Maxillary obturator prosthesis retained by horizontal wings. When prosthesis is inserted, wings are in vertical position; then wings are unfolded by screw device on palatal side of obturator to rest on the floor of the nose.

desenvolvimento de próteses pelo qual se atribui a delabarre é a conceção e o fabrico do primeiro velum artificial. Delabarre introduziu o conceito de velum artificial móvel. **(Fig.4)**

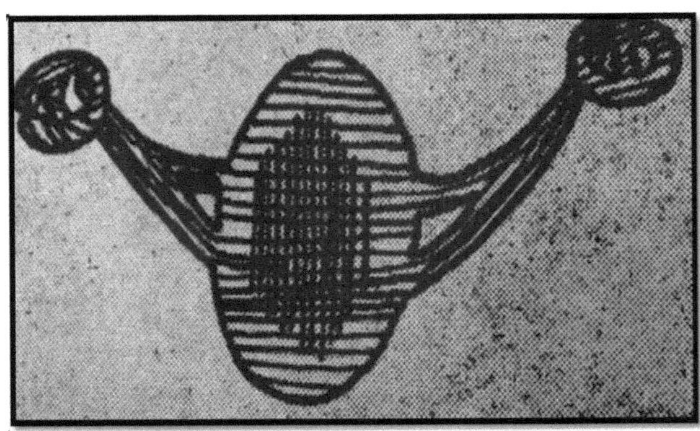

Fig.3 PRÓTESE DE DELABARRE EM 1820

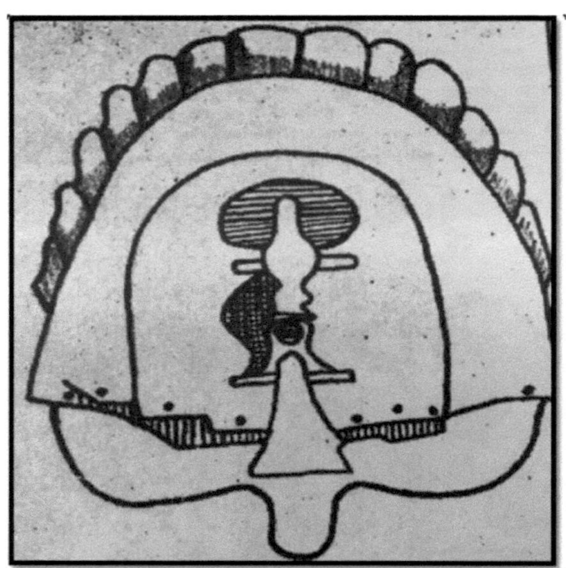

Fig.4 PRÓTESE DE DELABARRE PARA SIMULAR A FUNÇÃO VELAR

Em *1823, Snell* utilizou pela primeira vez o molde para a construção de um obturador de placa de ouro ao qual foram fixadas abas de borracha com uma dobradiça de ouro.3

Acima de tudo, **Norman W. Kingsley**, de Nova Iorque, merece crédito. Em *1859*, utilizou o funcionamento dos músculos para selar a faringe. O palato mole era feito de borracha dura elástica, sendo por isso bastante sensível à deterioração, e estava ligado à placa de borracha dura com uma cavilha de ouro. Estava em contacto com as porções residuais do palato mole de tal forma que seguia os seus movimentos sem molas, cumprindo assim completamente a sua função.3

Em *1867, Suersen* sugeriu o uso de um obturador fixo com uma alça de arame com extensão posterior moldada pelo uso de guta percha morna, que seria moldada na boca por meio de corte muscular. Essa técnica, exceto por modificações que facilitaram o uso de materiais mais novos, permaneceu como base para as práticas atuais **(Fig. 5).**7

Fig. 5 PRÓTESE DE SEURSEN

Em *1881, Otto Schiltsky*, em Berlim, introduziu um pedaço oco de borracha macia vulcanizada e fixou-o a um suporte móvel. O objetivo era diminuir o peso da prótese. O obturador rígido foi desenvolvido em 1896 por Ludwig Warnekros, professor de prótese na Universidade de Berlim.

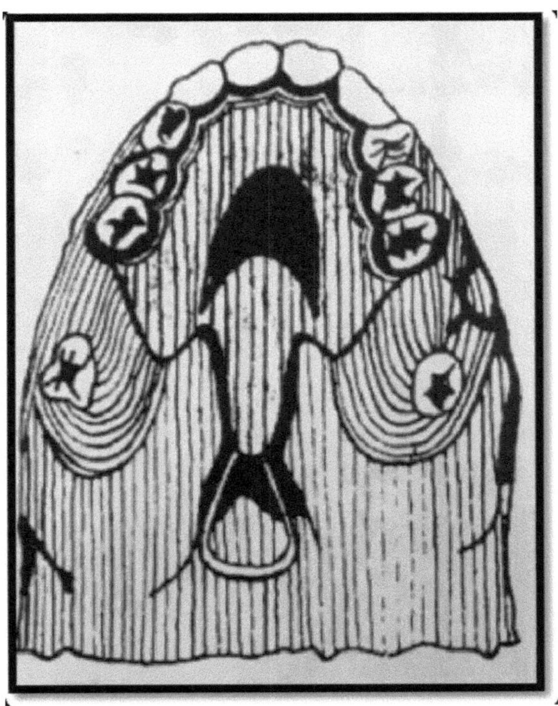

O trabalho de **Claude Martin,** no final do **século XIX e** no **século XX,** descreve o extenso trabalho com componentes intra-orais e extra-orais. Foi-lhe atribuída a ideia da "inserção imediata".3

Andrew. J. Ackerman (1955) descreveu a gestão protética de defeitos orais e faciais, após a cirurgia do cancro. Ele forneceu directrizes para a construção de obturadores para extensões variáveis de defeitos palatinos. Ackerman defendeu o uso de fixação intermaxilar ou próteses de orientação imediatamente após a cirurgia. O desenho da prótese usava um "fecho de dobradiça" para máxima estabilidade durante a função. Este desenho é bastante semelhante ao das actuais próteses parciais removíveis com fecho de báscula. Ele sentiu que a fixação intermaxilar diminuiu o desvio mandibular.3

T J Nidiffer e T H Shipmon (1957)8 descreveram o obturador de bulbo oco para defeitos palatais adquiridos. Foi apresentado um procedimento simplificado, passo a passo, para a construção do obturador de bolbo oco. Eles apontaram algumas vantagens oferecidas pelos obturadores de bulbo oco:

1. O peso da prótese é reduzido, tornando-a mais confortável e eficiente
2. A leveza da prótese resolve um dos problemas fundamentais de retenção e aumenta a função fisiológica.
3. A diminuição da pressão sobre os tecidos circundantes devido à redução do peso ajuda à deglutição e favorece a regeneração dos tecidos.
4. A leveza do obturador de bolbo oco não aumenta a auto-consciência de usar uma prótese.
5. A leveza da prótese não provoca atrofia excessiva e alterações fisiológicas dos tecidos de suporte.

*Alex Fox (1958)*9 discutiu a técnica de preparação de um obturador que coloca o "bolbo" na faringe numa posição tal que proporciona um excelente fecho da abertura oro-nasal ao engolir ou falar e o bolbo não interfere com o dorso da língua. Esta técnica também proporciona uma superfície lisa e não irritante do bolbo ou obturador.

*Brien R Long e Robert A Bruce (1967)*10 descreveram as próteses maxilares pré-cirúrgicas para condições dentadas e edêntulas. Sublinharam que o dentista deve trabalhar em conjunto com o cirurgião responsável na construção de próteses maxilares pré-cirúrgicas. A restauração é feita com resina acrílica termopolimerizável para assegurar a eliminação completa do monómero tóxico da resina acrílica.

*T A Curtis (1967)*11 fez um estudo sobre a retenção de próteses em pacientes com cancro oral, dividindo-as arbitrariamente em aparelhos maxilares e mandibulares. Afirmaram que, para obter o máximo de retenção lateral, o efeito de reforço da borda lateral dos obturadores deve ser colocado o mais alto e o mais longe possível do eixo de retenção.

*A S EI Mahdy (1969)*12 descreveu uma técnica de processamento de um obturador oco que é semelhante à técnica de processamento em "duas etapas" utilizada em próteses completas. Os autores citaram as vantagens deste método como sendo

1. A contração da espessura e do peso é conseguida.
2. A exatidão é assegurada porque a relação entre os vários componentes é mantida.
3. Pode ser utilizado em conjunto com uma armação metálica.
4. Pode ser facilmente ensinado.

*Cordell Riley (1970)*13 descreveu o fabrico imediato de obturadores de tratamento para pacientes edêntulos com uma prótese completa modificada. A vantagem é que o paciente pode ter imediatamente uma fala e deglutição normais.

*George W. Hahn (1972)*14 descreveu uma técnica para fabricar um cómodo obturador de bolbo de silicone e um inserto de plástico com ou sem dentadura. As vantagens do bolbo de silicone e do encaixe de plástico, segundo o autor, são

1. Permitir que o doente use a ampola e o encaixe sem usar as suas próteses.
2. Permite a utilização de mais rebaixos para retenção. Porque as paredes do bolbo de borracha de silicone colapsam quando são inseridas e regressam à sua forma original nos rebaixos depois de estarem em posição.
3. Mantém a prótese no sítio de forma mais segura do que o obturador habitual.
4. Fecha bem o defeito cirúrgico com pouco desconforto.
5. Permite ao doente mastigar com a prótese e o encaixe no lugar e causa menos irritação no local da cirurgia.
6. Muito mais leve do que um obturador de dentadura de resina acrílica.

Kipfmueller L J. e Lang (1972) no artigo "pre-surgical maxillary prosthesis: An analysis of speech intelligibility" descreveram o teste de rima de 'fairbanks' que é efectuado antes e depois da cirurgia. Uma vez colocada a prótese, os erros são anotados e a inteligibilidade da fala com a nova prótese é comparada com a fala antes da cirurgia. Uma nova prótese aumenta definitivamente o nível de inteligibilidade da fala do que quando o doente não estava a usar o aparelho.

*Chalian e Barnett (1972)*15 descreveram a nova técnica para a construção de um obturador oco de peça única após maxilectomia parcial. A prótese é simples de construir e utiliza um calço acrílico oco que é feito antes do processamento final da dentadura. É leve e fácil de limpar. Não deixa linhas de demarcação para descolorar a prótese. Tem uma espessura suficiente

nas zonas de corte inferior do defeito para permitir um ajustamento, se necessário. A técnica é fácil de executar e requer pouco mais tempo no laboratório do que uma técnica de prótese habitual.

***Toremalm N G (1973)*16** descreveu a utilização de um obturador descartável para defeitos maxilares. O autor descreve um método de fabrico de um obturador elástico descartável de espuma de borracha de silicone. Um componente produtor de espuma (Schaurnregler 3201) é adicionado ao dimetilpolissiloxano (borracha de silicone). A superfície porosa do obturador pode ser pintada com borracha de silicone para que o obturador se torne à prova de água. Os obturadores provisórios são fabricados indiretamente com base no molde da impressão maxilar e no defeito.

Buckner (1974), no seu artigo, explicou a construção de uma prótese com obturador oco, com uma tampa e um revestimento de acrílico macio.

***Ohoyama, Gold e Pruzansky (1975)*17** descreveram uma técnica de fabrico de um obturador de extensão oca para defeitos maxilares extensos, que consiste em dois materiais.

1. Um núcleo interior oco de resina acrílica dura para diminuir o peso e proporcionar estabilidade dimensional.

2. Uma camada exterior de silicone macio para melhorar a retenção e a tolerância dos tecidos. A resiliência do silicone facilita a inserção da prótese em cavidades profundas.

***Parel S.M. e Drone (1975)*18** , no artigo sobre o suporte protético do aparelho visual após maxilectomia e ressecção do pavimento orbital, descreveram 3 tipos de obturadores maxilares com uma extensão para suporte do conteúdo orbital, nos casos em que o pavimento orbital ósseo também foi excisado com a maxila:

1. Prótese sólida ou oca de uma secção em resina acrílica
2. prótese de duas secções com extensão antral flexível
3. prótese de duas secções com uma extensão antral sólida.

As desvantagens são que todos os movimentos intra-orais são transmitidos diretamente para o olho, embora a ptose seja corrigida.

***Latuente e Victor (1976)*19** descreveram um método simplificado para fazer um obturador oco. A dentadura encerada e o obturador são revestidos e a cera é eliminada. A resina acrílica curada pelo calor é enrolada até 2 mm de espessura, quando está na fase de massa, e embalada ao longo da periferia do obturador. O centro da concavidade é preenchido com açúcar granulado. O molde é embalado da forma habitual e processado. Após a desformatação, faz-se um furo na superfície superior do obturador com uma broca n.º 8 e deita-se o açúcar. 8 e o açúcar é vertido para fora. O orifício é selado com resina acrílica autopolimerizável

***David R. Fedrick (1976)*20** descreveu a técnica de construção de um obturador maxilar provisório retido magneticamente para um paciente com um grande defeito oro-facial envolvendo a maxila e a órbita.

***Tanaka, Gold e Pruzansky (1977)*21** descreveram uma técnica simplificada para o fabrico de um obturador leve, utilizando espuma de poliuretano como material de base. Este é um método que poupa tempo e permite obter uma redução significativa do peso total da prótese, aumentando simultaneamente a resistência e facilitando a reparação.

O Dr. Mohamed A. Aramany, em **197822** , classificou os defeitos maxilares pós-cirúrgicos em 6 categorias, com base na relação do defeito com os dentes remanescentes e na freqüência de ocorrência do defeito. Isto poderia ser usado para desenvolver uma série de desenhos básicos de obturadores em situações particulares.

***Aaron Schneider (1978)*23** descreveu outro método de fabrico de um obturador oco em que a cavidade do defeito é preenchida com gelo picado ou com água e congelada durante a noite. Após o processamento, são efectuados dois furos para remover a água e os furos são fechados com resina acrílica autopolimerizável.

***Desjardins (1979)*24** descreveu em pormenor o desenho de próteses obturadoras para defeitos maxilares adquiridos. Discutiu os princípios de desenho elaborados tendo em conta a melhor forma de obter apoio, retenção e estabilidade.

O apoio dentro do defeito é obtido principalmente na área póstero-lateral do defeito, que pode ser a placa pterigoide ou a superfície anterior do osso temporal. Em certos casos, em que não teria sido efectuada qualquer extensão orbital, o pavimento da órbita pode constituir um meio de apoio útil. Nos defeitos que se estendem para além da linha média, o septo nasal fica disponível para apoio.

No que respeita à retenção, deve considerar-se a colocação de grampos de retenção o mais próximo e o mais afastado possível do defeito, com mais grampos de retenção entre estas posições extremas em indivíduos dentados. As capacidades de retenção do segmento maxilar residual edêntulo devem ser avaliadas pelos mesmos factores que contribuem para a retenção aceitável de uma prótese completa convencional, ou seja, a utilização das propriedades físicas de adesão, coesão, pressão atmosférica e tensão superficial interfacial. Os defeitos grandes devem contribuir para a retenção do obturador.

Existem 5 áreas intrínsecas que podem proporcionar retenção ao obturador propriamente dito:

1. Palato mole residual: Proporciona um selamento palatal posterior.
2. Palato duro residual: O envolvimento da parede medial do defeito pode aumentar a retenção no doente edêntulo em determinados casos. Isto é melhor proporcionado por um material de base de prótese macia.
3. A extensão anterior da porção medial da prótese obturadora proporciona alguma resistência à deslocação vertical da porção anterior da prótese. A abertura nasal anterior pode ser introduzida para o efeito.
4. Banda cicatricial lateral para um encerramento cirúrgico adequado, a maioria das grandes ressecções maxilares são revestidas com enxerto de pele de espessura dividida que ajuda na retenção do obturador.

***Koray. Aramany e Betty Jane (1979)*25** estudaram a inteligibilidade da fala com o obturador de flange vestibular. Para cada um dos dez pacientes, o obturador de flange vestibular foi confeccionado e inserido pelo menos dois meses antes da avaliação da fala. A avaliação da fala foi realizada nas três condições a seguir:

1. com o obturador do rebordo bucal
2. com o obturador oco
3. sem obturador.

O obturador de flange vestibular foi convertido num obturador oco através da adição de um auxiliar feito de resina acrílica autopolimerizável. A avaliação da fala foi efectuada a partir de gravações ao vivo e em cassete. O obturador de flange vestibular e o obturador oco produziram uma fala significativamente superior à fala sem obturador. O obturador com flange vestibular também mostrou uma superioridade estatisticamente significativa em relação ao obturador oco como a condição preferida apenas na avaliação da fala ao vivo e gravada em fita. Clinicamente, o obturador de flange vestibular mostrou-se superior ao obturador oco em termos de simplicidade, rapidez de fabrico, limpeza, peso reduzido, retenção e higiene. ***Robert A Strohaver (1980)*26** descreveu um obturador de botão para um defeito do palato mole em que a construção de um tipo de bolbo convencional pode ser contra-indicada devido à proximidade das conchas nasais inferiores (cornetos) e à mobilidade do palato mole.

***Clifford W. Friedline (1980)*27** descreveu sobre a obturação protética imediata da maxila parcialmente ressecada em pacientes edêntulos. Utiliza-se a prótese antiga do paciente ou faz-se uma base de resina acrílica. Um pedaço de fio de kirchner tipo F é encurtado para o comprimento de trabalho desejado. Utilizando uma velocidade lenta, são efectuados vários orifícios através da prótese em ângulo na direção do palato. O doente é visto antes da cirurgia e a prótese com os orifícios pré-perfurados é colocada na boca. Sob anestesia local, é utilizado um fio de Kirschner encurtado em velocidade lenta contra-ângulo, e os orifícios são perfurados através da guia para o local palatino pré-determinado. O obturador é extremamente estável, fácil de remover, rever e substituir quando o tamponamento é removido.

***Gandhi e Bhatt (1980)*28** descreveram uma técnica para tratar pacientes que foram submetidos a cirurgia mutiladora, resultando em desfiguração facial, perda de um olho e um defeito cirúrgico no palato. A técnica utiliza uma prótese ocular, um obturador de bolbo oco e próteses completas. Ao planear restaurações protéticas para defeitos extensos, devem ser consideradas todas as alternativas de tratamento. Nenhuma técnica única pode ou deve ser utilizada para todos os pacientes, como afirmam os autores.

***Hussein. S. Zaki (1980)*29** descreveu um bypass modificado no obturador de bulbo oco de maxilar edêntulo. Os fluidos, que se infiltram no defeito e nas secreções nasais, podem passar para a cavidade oral, através de um tubo diagonal no obturador.

***Vergo TJ. (1981)*30** discutiram a forma de maximizar o suporte para defeitos maxilares utilizando borracha de silicone de grau médico. Um obturador de silicone amovível permite um fabrico, manutenção e limpeza mais fáceis da prótese

***Houck M-Medford (1981)*31** descreveu a reparação do obturador maxilar de bolbo oco quando a integridade da porção oca foi interrompida. . A gaze de algodão é adaptada à área que circunda o defeito, à qual a gaze é fixada. Esta serve de matriz para a reparação com resina auto-polimerizável. O vazio do bolbo pode ser violado porque requer uma alteração contínua, quer na extensão do rebordo, quer na oclusão do ajuste ou no alívio da resina acrílica que colide com o tecido mole sensível.

***Plank DM, Weinberg, Chalian V A (1981)*32** avaliaram a fala após a obturação protética de defeitos maxilares adquiridos cirurgicamente. Foi investigada a inteligibilidade da fala de pacientes que foram submetidos a uma ressecção cirúrgica parcial da maxila. As características de inteligibilidade do discurso conectado de cada paciente foram comparadas em três condições experimentais: pré-cirúrgico, pós-cirúrgico com obturação protética imediata e pós-cirúrgico com obturação protética definitiva. Foi registada a capacidade dos ouvintes não treinados para diferenciar o discurso pré-cirúrgico do discurso pós-cirúrgico após o tratamento protésico definitivo. Cada sujeito gravou uma passagem padrão de discurso conectado, a Passagem Arco-Íris, sob as três condições acima mencionadas. Cada uma das 24 gravações foi depois segmentada em 23 frases e apresentada aos ouvintes através de auscultadores. Um grupo de 10 ouvintes avaliou cada gravação, ou seja, foram utilizados 240 ouvintes no total. As gravações foram classificadas de acordo com o número de palavras corretamente escritas. A análise de variância não revelou perdas significativas de inteligibilidade nas três condições. Um grupo de 50 ouvintes avaliou pares de frases contendo amostras de fala pré-cirúrgica e fala produzida após a cirurgia e obturação protética definitiva. A sua tarefa consistia em avaliar se existia uma diferença entre as duas amostras de fala. Os procedimentos de teste de sinais revelaram que os ouvintes podiam diferenciar amostras de fala pré-cirúrgica da fala pós-cirúrgica com obturação protética definitiva em quatro dos oito pacientes estudados

***Frame RT e King GE (1981)*33** descreveram uma prótese provisória cirúrgica. Esta técnica para o fabrico de um obturador provisório cirúrgico permite a substituição imediata dos dentes anteriores e da forma da arcada maxilar, aliviando grandemente o choque fisiológico e psicológico de uma maxilectomia para o paciente. A técnica também reduz o número de visitas normalmente necessárias para fornecer obturadores cirúrgicos e provisórios separados. A língua e os lábios podem manter uma relação anatómica quase normal com os dentes e o palato, facilitando o regresso à alimentação, deglutição e fala normais. A prótese inicial pode ser utilizada até o doente estar pronto para a sua prótese definitiva. À medida que os tecidos mudam, a prótese pode ser modificada, eliminando a necessidade de uma prótese provisória separada, o que reduz o tempo e o custo do tratamento. Pode ser feita uma segunda prótese provisória, se necessário, mas os requisitos estéticos serão facilmente atingidos, uma vez que a forma, posição e contorno dentários e gengivais naturais do doente foram preservados. As porções palatinas são feitas de resina acrílica transparente, o que permite observar as margens cirúrgicas e as áreas de pressão.

***Jeffery M-Pomerantz et al (1982)*34** descreveram a utilização de pilares não paralelos para um obturador de sobredentadura com barra de tecido. É apresentada uma técnica para esplintar dois pilares de sobredentadura não paralelos com canais radiculares divergentes. Isto foi conseguido com a utilização de pinos TMS roscados e as suas torneiras correspondentes.
1. A exatidão é assegurada porque a relação entre os vários componentes é mantida.
2. Pode ser utilizado em conjunto com uma armação metálica.
3. Pode ser facilmente ensinado.

***Wright, Susan et al (1982)*35** sugeriram um desenho para a retenção máxima da prótese obturadora para pacientes com hemi-maxilectomia, em que a retenção positiva pode ser obtida através do encaixe de rebaixos opostos com uma construção de prótese de duas partes e parafusos de bloqueio duplos.

***Knapp J.G (1984),*36** descreveu uma abordagem simplificada para o fabrico de próteses obturadoras ocas do maxilar. Foi descrita uma técnica que simplifica o fabrico de próteses obturadoras ocas do maxilar. O procedimento é simples e poupa tempo e resulta numa prótese precisa, leve e não porosa.

***Palmer B. e Colley K. W (1985)*37** esculpir o defeito palatino no molde mestre com argila e construir a porção palatina em falta. A tampa de gesso é vertida sobre a argila esculpida e pode ser fabricada uma tampa para o obturador na superfície de impressão da tampa de gesso.

***Shirfman A. e Kusner (1986)*38** descrevem uma técnica para o fabrico de próteses obturadoras em casos edêntulos, em que as impressões finais e os registos maxilares são feitos simultaneamente com as mesmas bases

***Minsley, Warren & Hinton (1987)*39** descreveram as respostas fisiológicas à ressecção maxilar e subsequente obturação. A avaliação aerodinâmica da obturação protética fornece ao clínico informações importantes sobre a adequação do selamento entre as cavidades oral e nasal. O presente estudo demonstra que indivíduos com grandes defeitos cirúrgicos aumentam o esforço respiratório durante a produção de consoantes não nasais, a fim de manter pressões de fala intraorais adequadas. Sucesso

A obturação do defeito mantém as pressões da fala, reduzindo drasticamente o esforço respiratório.

***Parr, Tharp e Rahn (1989)*40** escreveram sobre princípios protéticos no desenho de estruturas de próteses obturadoras maxilares. O sistema de "classificação de Aramany" dos defeitos pós-cirúrgicos da maxilectomia é uma ferramenta útil para o ensino e desenvolvimento de desenhos de estruturas obturadoras e para melhorar a comunicação entre os protésicos. Este artigo descreve uma série de modelos de desenho de obturadores de Aramany e discute as considerações relevantes para cada um deles. Em todas as situações, um desenho quadrilátero ou tripodal é preferível a um desenho linear, porque permite uma aplicação de desenho de alavanca mais favorável, que ajudará no apoio, estabilização e retenção da prótese de azulejo.

***Williams e Montarvo (1989)*41** descreveram uma base de registo estabilizada para o obturador de prótese parcial removível maxilar. Os registos precisos da relação maxilo-mandibular são melhorados por uma estrutura estabilizada utilizada para suportar o rebordo oclusal e o suporte de registo. A estabilidade da estrutura é frequentemente perdida no lado do defeito devido ao tamanho do defeito cirúrgico e/ou ao número de dentes em falta. Este artigo apresenta uma técnica que utiliza uma base de registo estabilizada com um material macio e resiliente que permite a fácil remoção e substituição da estrutura no molde mestre alterado sem danos.

***Huryn e Piro (1989)*42** descreveram a prótese obturadora cirúrgica imediata da maxila. A utilização da prótese obturadora cirúrgica imediata da maxila tornou-se o padrão de tratamento para pacientes submetidos a maxilectomias no Memorial Sloan-Kettering Cancer Centre. É descrito um protocolo de tratamento que inclui directrizes pré-operatórias, operatórias e pós-operatórias que produziram resultados previsivelmente bem sucedidos. Os objectivos deste tratamento incluem o apoio e a proteção do penso cirúrgico, a melhoria da fala e da deglutição e um impulso psicológico para a autoimagem do doente

***CaputoT.L. e Ryan (1989)*43** Foi descrita uma técnica para o fabrico de Obturadores cirúrgicos imediatos com o sistema TRIAD de resinas fotopolimerizáveis, o tempo e o esforço são muito reduzidos. Fabricado indiretamente sobre um molde e depois transferido para o doente.

***Mitchell D.L., Gary J.1. e Khan (1989)*44** descrevem a reabilitação de um paciente com ressecção maxilar parcial bilateral onde o pavimento das órbitas permaneceu. A prótese foi fabricada em 2 partes devido ao tamanho e à abertura limitada da boca do paciente. A primeira parte superior era constituída por uma estrutura metálica embebida em acrílico, à qual foi fixada a segunda parte inferior, uma prótese tipo dentadura completa, com a ajuda de ímanes.

***Gordner LK et al (1990)*45** utiliza uma combinação de flange respiratória de suporte nasal com prótese obturadora oca, num doente que foi submetido a uma ressecção cirúrgica anterior do maxilar. A prótese fornece um suporte de forma adequada para uma reconstrução nasal com retalho cutâneo e permite que o paciente respire

pelo nariz. A forma precoce de suporte de um retalho cutâneo de reconstrução nasal permite ao paciente respirar pelo nariz e melhora significativamente a sua aparência.

Schwartzman, Caputo, Dumer (1990) afirmam que a reconstrução após a ressecção cirúrgica da maxila e dos seios paranasais é difícil. Para além das forças intermitentes encontradas durante a função, a prótese está sujeita à força constante da gravidade. A sua investigação estudou fotoelasticamente as tensões induzidas pela gravidade transmitidas às restantes estruturas orais por vários designs de estruturas de próteses obturadoras. As estruturas que usavam barra em I e retentores circunferenciais com retenção vestibular foram as mais favoráveis para as estruturas restantes. Estes mesmos desenhos com retenção lingual foram os mais severos, enquanto os retentores swing lock e light wire foram intermédios na geração de stress.

***Jacob e King (1990)*46** falaram de retentores indirectos no desenho do obturador do palato mole. O desenho da estrutura definitiva para o paciente maxilofacial com dentição maxilar completa que tenha sido submetido a uma ressecção do palato mole requer a utilização de retentores directos e indirectos. No entanto, é possível reter estas próteses com apenas dois grampos posteriores e retentores indirectos sem grampos.

***Da Breo EI (1990)*47** apresentou um relatório clínico sobre uma prótese obturadora provisória fotopolimerizável. É apresentado um novo método de fabrico de próteses obturadoras ocas provisórias do maxilar. A resina fotopolimerizável permite ao dentista fazer e entregar a prótese na mesma consulta com o mínimo de tempo e equipamento.

***Minagi, Nagare et al (1991)*48** descreveram um retentor resiliente em forma de cogumelo para próteses obturadoras do maxilar. É descrito um novo tipo de retentor altamente resiliente para próteses obturadoras do maxilar. O componente obturador é composto por um conetor de resina acrílica e uma asa redonda resiliente, com a forma combinada semelhante a um cogumelo. O retentor foi concebido para absorver as tensões mecânicas, que são transmitidas da porção da prótese para os tecidos moles nasais através da extensão do obturador, e para aliviar os cortes inferiores dos tecidos de forma mais eficaz do que as próteses convencionais de extensão oca. A possibilidade de renovação da parte do retentor é outra vantagem deste retentor. Com base nestas propriedades, o retentor parece ter muitas indicações para o tratamento protético de defeitos maxilares.

Dewin H. e Barkes G.R (1992) defendem materiais de base de prótese resistentes para pequenos defeitos, em grandes cavidades de maxillectomia são discutidas formas alternativas de retenção, por exemplo: implantes osseointegrados e próteses seccionais retidas por ímanes.

Kaplon (1992) falou da estabilização de uma prótese obturadora provisória utilizando um duplicador de prótese. A administração concomitante de rádio e quimioterapia nas semanas seguintes a procedimentos cirúrgicos importantes pode exigir que uma prótese obturadora provisória seja usada durante longos períodos de tempo. Os materiais de revestimento provisórios utilizados no fabrico da prótese obturadora provisória podem tornar-se ásperos e difíceis de

limpo. Com um duplicador de próteses longas é possível converter facilmente próteses obturadoras provisórias em próteses de resina acrílica. É descrita uma técnica para este procedimento.

William Black (1992) descreveu o fabrico de uma prótese obturadora cirúrgica versátil e estável para o paciente dentado. A prótese de arame forjado e resina acrílica baseia-se no conceito de bloqueio oscilante e permite uma transição simples da obturação retida com arame para a obturação amovível no início da recuperação do paciente. Ao utilizar esta prótese, o fabrico provisório do obturador pode ser adiado se o médico considerar que é desejável uma maior cicatrização. Em alguns pacientes, pode ser considerada a transição direta para a obturação definitiva.

Gregory L. Polyzois (1992) descreveu uma técnica para o fabrico de próteses obturadoras de combinação aberta (rígidas e resilientes) com materiais VLC para pacientes submetidos a maxillectomia parcialmente edêntulos. A técnica e a prótese obturadora resultante apresentam as seguintes vantagens:

1. A facilidade e rapidez da técnica permitem poupar tempo tanto ao doente como ao protésico maxilofacial, introduzindo a prótese obturadora aberta na primeira oportunidade.
2. A combinação de obturador aberto proporciona uma base de registo estável para fixar os registos da relação da mandíbula.
3. A espessura e a resiliência da prótese obturadora podem ser geridas mais facilmente. A flexibilidade e a resiliência podem ser modificadas pela espessura do revestimento resiliente ou pela adição de andaimes rígidos de acordo com os requisitos clínicos.
4. A prótese é fácil de reparar ou modificar, utilizando incrementos de materiais duros ou resilientes VLC 5. A combinação de próteses obturadoras V LC proporciona estabilidade, retenção e diminuição do peso e obturação de defeitos palatinos residuais.
6. A técnica pode ser utilizada em pacientes parcialmente edêntulos ou edêntulos

***Wolfaardt et al (1993)*53** estudaram uma abordagem baseada em aparelhos para o tratamento da incompetência palatofaríngea. O aparelho de elevação palatina tem sido descrito na literatura odontológica há mais de 30 anos, mas sua eficiência permanece controversa no tratamento da incompetência palatofaríngea durante a fala. No projeto-piloto realizado, 32 pacientes tiveram a incompetência palatofaríngea tratada com um aparelho de elevação do palato. Os resultados do tratamento foram que 21 dos 32 pacientes experimentaram programas de redução, mas, destes, sete ainda precisaram de cirurgia. Antes de se poderem tirar conclusões definitivas sobre a utilização de aparelhos de elevação do palato, é necessária uma avaliação objetiva e mensurável da fala através de protocolos clínicos bem concebidos.

***Didier M. et al (1993)*54** descreve um novo material termoplástico 'PolysaT' para criar uma extensão oca do obturador para próteses obturadoras imediatas e intermédias leves. Existem 3 componentes para a prótese cirúrgica: obturador e secção intermediária de silicone e base da prótese.

***Shimodaira K. et al (1994)*55** proporcionou uma separação e retenção oronasais adequadas a um doente com um defeito maxilar que se estendia até ao palato mole, através de pequenas extensões de silicone flexíveis colocadas nos lados nasal e oral ao longo da margem anterior móvel do palato mole, e avaliou objetivamente o caso quanto à fala e à deglutição.

***Gregory R, Porr (1995)*56** afirmaram que a prótese obturadora convencional e a prótese obturadora swing-lock podem ser altamente eficazes na restauração de defeitos maxilares, quando se presta atenção cuidadosa aos princípios do desenho da estrutura.

***Clark et al (1995)*57** descreveram os aspectos protéticos de um novo método de reconstrução funcional após maxilectomia. Uma bandeja de malha de titânio feita à medida, preenchida com osso autógeno da anca triturado, é interposta entre duas camadas de um retalho pediculado de músculo temporal. A bandeja de malha de titânio é fabricada num molde esculpido para representar a anatomia da maxila reconstruída. A moldeira foi concebida de forma a que, após a cicatrização, os implantes osseointegrados possam ser colocados em posições pré-planeadas no maxilar reconstruído. O sulco bucal é recriado com um enxerto de mucosa facial da bochecha contralateral na segunda fase cirúrgica do implante. A restauração protética é concluída após a cicatrização do enxerto de mucosa livre.

***E. D. Roumanas, R. D. Nishimura, B. K. Davis, J. Beumer III (1997)*58** efectuaram um estudo relativo à avaliação clínica de implantes que suportam próteses obturadoras maxilares edêntulas. A maioria das falhas dos implantes (18 de 24) ocorreu na fase II da cirurgia ou antes da carga. Os implantes colocados durante a ressecção do tumor, os implantes colocados dentro dos defeitos da maxilectomia e os implantes que receberam radiação pós-operatória demonstraram taxas de sobrevivência baixas

***Russell R. Wang, Robert F. Hirsch (1997)*59** fizeram um estudo sobre o refinamento da base do obturador oco utilizando resina activada por luz. As desvantagens de um obturador oco do tipo aberto incluem a dificuldade de polimento e limpeza da superfície interna, a acumulação de alimentos no obturador oco e a incapacidade de obter apoio do aspeto superior na área do defeito. Este artigo descreve um procedimento fácil e rápido que utiliza materiais de base de prótese activados por luz visível como material de revestimento para fechar um obturador provisório de tipo aberto. Este procedimento pode ser utilizado com sucesso para obturadores provisórios de fase tardia e/ou para corrigir problemas de fuga em doentes que usam obturadores definitivos.

***Cotert HS, Cura C, Kesercioglu A (2001)*60** realizaram uma técnica de frasco modificada para processar um obturador de ressecção maxilar com injeção de pressão contínua. Não é possível colocar o padrão de cera da maioria dos obturadores de ressecção maxilar de grande volume num frasco para o processamento convencional de moldagem por compressão e posicionamento do padrão de cera. No entanto, estes padrões de cera e o seu desenho de acesso ao canal podem frequentemente ser modificados e alinhados em posição para processamento com a técnica de injeção de pressão contínua. O seu artigo descreve a utilização da

técnica de injeção de pressão contínua para processar o padrão de cera alinhado perpendicularmente de um obturador de ressecção maxilar. Também descreve um desenho de canal modificado e um método simples para puxar para trás o funil de injeção para aumentar o volume do frasco.

***Okay DJ, Genden E, Buchbinder 0, Urken M (2001)*61** no seu artigo "Prosthodontic guidelines for surgical reconstruction of the maxilla: a classification system of defects" A reconstrução cirúrgica de defeitos de maxilectomia tem sido descrita como uma alternativa à reabilitação protética para fechar a cavidade oral. Os avanços nas técnicas cirúrgicas microvasculares requerem directrizes de planeamento de tratamento abrangentes para a reabilitação funcional. Este estudo retrospetivo avaliou defeitos de maxilectomia adquiridos após reconstrução cirúrgica e/ou reabilitação protética, numa tentativa de estabelecer directrizes cirúrgicas e protéticas que pudessem ser organizadas num sistema de classificação. Todos os pacientes seleccionados foram reabilitados com um obturador suportado por tecido, um retalho de avanço local, um retalho livre fasciocutâneo ou um retalho livre vascularizado contendo osso. Os defeitos palatomaxilares foram divididos em 3 classes principais e 2 subclasses. O objetivo deste sistema de classificação orientado para os defeitos foi organizar e definir a natureza complexa do processo de decisão de restauração para o paciente com maxilectomia.

***Jeffery C. Markt (2001)*62** descreveu a reabilitação protética de um paciente com um granuloma central recorrente de células gigantes no maxilar. O imenso defeito do paciente foi originalmente reabilitado com um retalho livre microvascular escapular, implantes dentários endósseos e um ISP que se tornou obsoleto em virtude da ressecção da doença recorrente e da subsequente necessidade de obturação velofaríngea. O paciente recebeu um obturador cirúrgico na altura da ressecção da GCCG recorrente. O obturador cirúrgico foi posteriormente modificado para um obturador provisório para proporcionar competência velofaríngea enquanto os tecidos moles à volta do defeito palatino cicatrizavam. Finalmente, a construção de um obturador definitivo retido por barra melhorou significativamente a fala, a mastigação e a deglutição do paciente.

*Mark A. Pigno, Jeff J. Funk (2001)*63 descreveram o tratamento protético de um paciente com um defeito de maxilectomia unilateral desfavorável, no qual o espaço da abertura nasal foi envolvido para aumentar a retenção. O envolvimento total do espaço da abertura nasal pode aumentar significativamente a retenção do obturador. Ao envolver totalmente o espaço, é necessário um caminho de inserção diferente para aceder ao mesmo do que o habitualmente utilizado para a colocação e remoção do obturador. *Eric S. Asher, Jason J. Psillakis et al (2001)*64 descreveram uma técnica para a fabricação rápida de um bulbo obturador oco para pacientes com ressecção maxilar. Esta técnica elimina o fabrico de uma tampa separada e a subsequente cimentação da tampa ao obturador. A prótese é simples de construir, leve e fácil de limpar; não tem junção direta entre os ambientes oral, nasal ou antral e o interior do obturador.

*Elin Sigurgeirsdottir (2002)*65 , num relatório clínico, descreveu a incorporação de um acessório ERA para a estrutura obturadora com um design swing-lock. No tratamento descrito, a utilização do design Swinglock permitiu ao doente percorrer o caminho de inserção da secção do obturador na posição, apesar do seu trismo. Depois de o obturador estar assente, o doente podia facilmente fechar a barra para encaixar os rebaixos retentivos. A utilização inovadora do acessório ERA proporcionou um mecanismo de bloqueio satisfatório para o desenho Swinglock e permitiu a substituição da tampa macho retentiva após uma utilização prolongada. Evitou-se, assim, uma remodelação completa do dispositivo protésico.

*Hitoshi Mukohyama et al (2004)*66 , num relato clínico, descreveram uma técnica protética que permite modificar clinicamente um obturador cirúrgico, possibilitando a rápida restauração da fala e da deglutição. A recuperação da fala e da deglutição dos pacientes após uma maxilectomia é desejável. Utilizando o método descrito, a estabilidade e a retenção do obturador cirúrgico foram melhoradas. A inteligibilidade da fala aumentou, e o vazamento de alimentos e líquidos para a cavidade nasal foi reduzido após a extensão.

*Mark Marunick (2004)*67 afirmou que uma prótese parcial removível (PRD) para a restauração de defeitos maxilares deve incorporar princípios de design sólidos para reduzir os danos potenciais aos dentes pilares e ao tecido periodontal de suporte, enquanto permite níveis funcionais aceitáveis de fala, mastigação e deglutição. Estas exigências funcionais e potenciais tensões nos dentes pilares podem exceder as encontradas por pacientes sem defeitos maxilares. Este artigo descreve as indicações e considerações de design para uma estrutura de design de portão híbrido que incorpora tanto retentores directos fundidos convencionais como o conceito de design de portão na mesma estrutura. Os defeitos de maxilectomia dentada requerem um planeamento cuidadoso no desenho da estrutura da prótese parcial removível. A estrutura de desenho de portão híbrido é uma opção para conseguir uma reabilitação protética óptima para defeitos maxilares em pacientes seleccionados.

*Barry H. Habib e Carl F. Driscoll (2004)*68 descreveram uma técnica para o fabrico de um obturador de bolbo oco fechado. Esta técnica permite o controlo da espessura e do peso da parede do bolbo, não necessitando de materiais adicionais ou de passos demorados para os procedimentos de processamento convencionais. A técnica apresentada neste artigo é prática para os doentes que já possuem um obturador oco fechado ou que possam vir a necessitar de um no futuro. A tampa pode ser colocada pelo médico na consulta de pós-inserção do paciente para minimizar o tempo de cadeira. A conveniência, o tempo e a poupança de custos são todos benefícios potenciais desta técnica.

Savion e Huband(2005)69 descrevem um método para o fabrico de um obturador de alimentação para um bebé pré-termo. Pode ser eficaz para ultrapassar alguns dos problemas de alimentação associados a um defeito de fenda palatina. Uma prótese obturadora pode também reduzir o stress tanto para os pais como para o bebé. Promovem o aumento de peso do recém-nascido, o que é importante para preparar o bebé para a cirurgia correctiva.

Marison et al (2007)70 realizaram um estudo sobre a reabilitação suportada por um implante de zigoma após uma maxilectomia parcial, utilizando a navegação cirúrgica. Esta opção de tratamento proporciona mais apoio e retenção adicionais a um obturador convencional e torna este procedimento benéfico para o doente.

Manjunath et al (2013)71 realizaram um estudo para estudar a eficácia do modelo de protótipo rápido de estereolitografia na maxila e na mandíbula, concluindo que proporciona um melhor planeamento cirúrgico e ajuda a obter uma reconstrução imediata eficiente.

Andrea alvis de sousa et al (2014)72 realizaram um estudo sobre a análise de elementos finitos da estabilidade e tensão funcional com próteses obturadoras maxilares implanto-suportadas. este estudo avaliou as tensões funcionais geradas em próteses obturadoras implanto-suportadas devido a ressecções maxilares de uma maxila edêntula correspondente à classificação de okay Ia, Ib, II, III sem reconstrução cirúrgica. à medida que a área de ressecção óssea ampliava, havia tendência para o deslocamento da prótese obturadora.

Foi realizado um estudo na Universidade de Tanta, no Egipto (2015)73 , sobre a distribuição de tensões em obturadores retidos por implantes utilizando diferentes tipos de encaixes. Foram utilizados implantes com encaixes do tipo bola e encaixe, barra e clipe e ímanes. Todos os modelos apresentaram os valores de tensão mais elevados sob carga oblíqua aplicada no lado do defeito em torno do implante mais anterior; o encaixe de bola e alvéolo apresentou as tensões mais baixas, seguido do íman e depois da barra e do clipe, que apresentaram os valores de tensão mais elevados.

Thais et al (2016)74 fizeram uma revisão sistemática sobre prótese obturadora versus transferências de tecido livre. O objetivo era determinar a qualidade de vida dos pacientes que tinham sido submetidos a reabilitação maxilar com prótese obturadora e/ou transferência de tecido. Os dados disponíveis são limitados para chegar a uma conclusão sobre qualquer uma das modalidades de tratamento. São necessários estudos clínicos bem concebidos para se chegar a uma conclusão definitiva.

CAPÍTULO 3

DIAGNÓSTICO E PLANEAMENTO DO TRATAMENTO

A prótese maxilofacial é o ramo da prótese dentária que se ocupa da restauração e/ou substituição das estruturas estomatognáticas e craniofaciais por próteses que podem ou não ser removidas de forma regular ou electiva.

OBJECTIVOS DA PRÓTESE MAXILOFACIAL

1. Restauração da estética ou da aparência cosmética do paciente.

2. Restauração da função.

3. Proteção dos tecidos.

4. Efeito terapêutico ou curativo.

5. Terapia psicológica.

TIPOS DE DEFORMAÇÕES MAXILOFACIAIS:

Existem dois tipos de defeitos maxilofaciais.

i. **Congénita** Fenda palatina Fenda labial Fenda facial Orelha em falta Prognatismo

ii. Acidentes **adquiridos** Patologia cirúrgica

NECESSIDADE DE CLASSIFICAÇÃO DOS DEFEITOS

A classificação é necessária para simplificar e orientar o planeamento do tratamento, a conceção da prótese e o prognóstico do tratamento efectuado.

CLASSIFICAÇÃO DOS DEFEITOS DE MAXILLECTOMIA

Talvez seja impossível obter a aceitação universal de um único sistema de classificação que satisfaça os requisitos cirúrgicos e protéticos e que seja fácil de lembrar e usar. Considerando as complexidades da anatomia maxilar e as várias permutações do defeito da maxilectomia, uma descrição do defeito da maxilectomia baseada em critérios, descrita no texto abaixo, parece mais objetiva e passível de utilização universal do que uma descrição baseada em classificações. Seis critérios diferentes (acrónimo DOC-SAM) e os seus corolários que são necessários para a descrição universal do defeito da maxilectomia.

Critério	Resultado
Situação dentária	Dentes ausentes ou presentes
Estado das comunicações oroantrais/nasais	Ausente ou presente
Envolvimento de estruturas contíguas	zigoma, palato mole, lábio, bochecha, nariz processo pterigoide ou nenhum
Extensão superior-inferior	Nível da base anterior do crânio, nível orbital, nível nasal/sinusal, nível palatal ou nível alveolar
Extensão anterior-posterior	Anterior direita, anterior esquerda, posterior direita
Extensão medial-lateral	Defeito isolado, umilateral ou bilateral

*Os dentes anteriores incluem os incisivos centrais, os incisivos laterais e os caninos. Os dentes posteriores incluem todos os pré-molares e molares.

<u>DE ACORDO COM O ARTIGO DE REVISÃO, EXISTEM 14 CLASSIFICAÇÕES DE DEFEITOS DE MAXILECTOMIA</u>

AUTORES

I ARAMANY (1978)

i   - o defeito situa-se ao longo da linha média do maxilar com os dentes mantidos de um lado
ii   - defeito unilateral com dentes anteriores retidos no lado contra-lateral
iii - defeito palatal que ocorre na porção central do palato duro
iv   - o defeito cruza a linha média com poucos dentes posteriores do outro lado em linha reta
v   - o defeito é bilateral e situa-se posteriormente aos dentes do pilar
vi   - o defeito é bilateral e situa-se anteriormente aos dentes do pilar

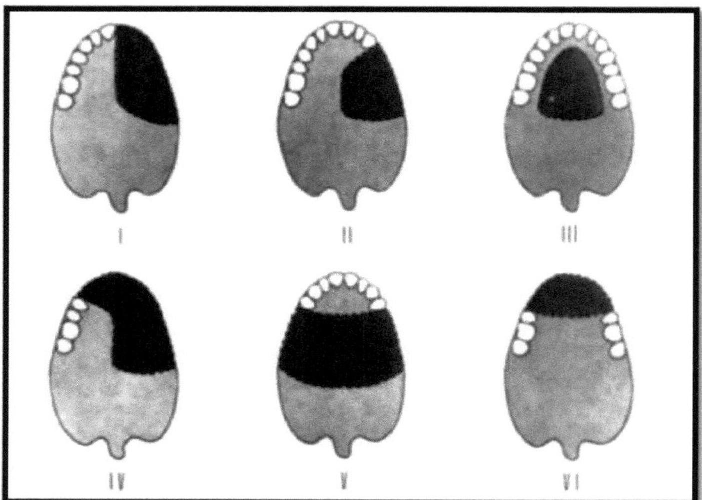

Fig.3. 1 CLASSIFICAÇÃO DE ARAMANY

II. WELLS et al (1995)

i-perda de pele do terço médio do rosto apenas

11- maxillectomia parcial com palato completo e pavimento orbital **iii** - maxillectomia parcial com ressecção de parte do palato. o pavimento orbital e o ligamento de lockwood estão intactos

iv - maxilectomia total com palatectomia, mantendo-se intacto o suporte orbital

v - maxilectomia total com palatectomia com perda de suporte orbital

III. SPIRO et al (1996) i - maxillectomia limitada - remoção de uma parede do antro

ii - maxilectomia subtotal - remoção de pelo menos 2 paredes, incluindo o palato

iii - maxillectomia total - ressecção completa da maxila

IV. UMINO et al (1998)

I - Confinado ao palato duro

a.   ausência de comunicação entre as cavidades oral e nasal

b.   comunicação entre a cavidade oral e a cavidade nasal unilateral

c.   comunicação entre a cavidade oral e a cavidade nasal bilateral

11- Confinado à parte anterior do palato mole em adição ao palato duro

a.   comunicação entre a cavidade oral e a cavidade nasal unilateral

b.   comunicação entre a cavidade oral e a cavidade nasal bilateral

V. DAVISON etal (1998)

1- maxilectomia total

ii-maxillectomia parcial-(supra estrutura ou infra estrutura)

VI. BROWN et al (2000)

VERTICAL

i - sem fístula oroantral

ii - maxilectomia baixa (ao nível dos seios nasais e da cavidade nasal, mas sem envolver o pavimento e o conteúdo da órbita)

iii -maxilectomia alta (envolvendo o conteúdo orbital com preservação do globo)

iv - maxilectomia radical (inclui exenteração orbitária com ou sem ressecção da base anterior do crânio)

HORIZONTAL

i - ressecção alveolar e palatina unilateral inferior ou igual a metade

ii - ressecção alveolar e palatina bilateral

iii - ressecção alveolar e palatina total

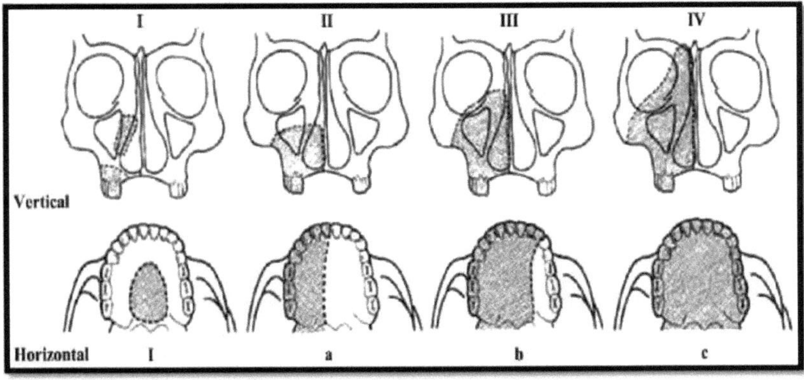

Fig. 3.2 BROWN etal. 2000

VII.TRIANA et al (2000)

i - maxillectomia inferior ou parcial, incluindo defeitos do hemi palato e da arcada anterior

ii - maxilectomia inferior ou parcial com defeitos subtotais ou totais do palato

iii - maxilectomia total com e sem exenteação da órbita

VIII. CORDEIRO et al (2000)

i - limitada (1 ou 2 paredes do maxilar, exceto o palato)

ii - subtotal (ressecção do arco maxilar, palato, paredes anterior e lateral com preservação do pavimento orbital)

iii a - total (ressecção de todas as 6 paredes do maxilar com preservação do conteúdo orbital)

iii b - total (ressecção de todas as 6 paredes do maxilar com exenteração orbital)

iv - orbito-maxilectomia (ressecção do conteúdo orbitário e das 5 paredes superiores da maxila, com preservação do palato)

IX. OKAY et al

i a - defeitos de qualquer parte do palato duro, com exceção do alvéolo maxilar portador de dentes

i b - defeitos da pré-maxila ou de qualquer porção do alvéolo ou da dentição posterior aos caninos

ii - os defeitos incluem qualquer porção do palato duro, alvéolo e apenas um dente canino.
também inclui a palatectomia transversal envolvendo menos de 50% do palato duro
iii - os defeitos incluem a ressecção de qualquer porção do palato duro, do alvéolo e de ambos
os dentes caninos. também inclui a palatectomia transversal que envolva mais de 50% do
palato duro
iv - as subclasses f e z indicam o envolvimento do pavimento orbital e de qualquer porção do
zigoma, respetivamente.

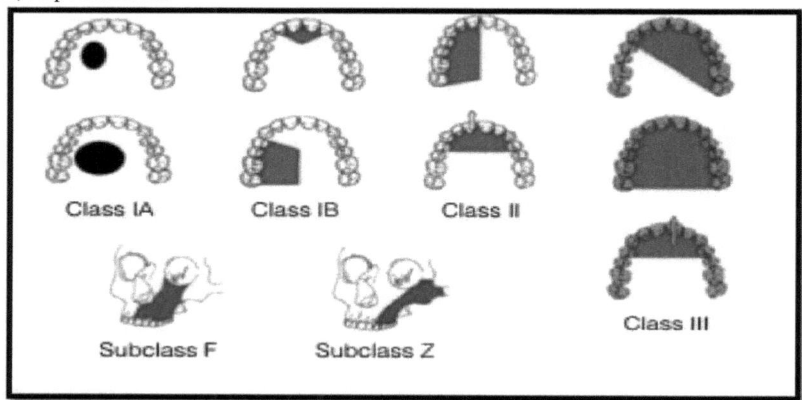

Fig. 3.3 OKAY et al.

X. YAMAMOTO et al
i - maxilectomia limitada e subtotal (ablação do pilar pterigo-maxilar e do pilar nasomaxilar
parcial)
ii - orbito-maxilectomia e maxilectomia orbitozigomática (ablação do contraforte zigomático-
maxilar e do contraforte naso-maxilar parcial)
iii - maxilectomia total e alargada a defeitos de maxilectomia total (todos os 3 contrafortes são
ablacionados)
XI. CARRILLO e outros
i   - maxillectomia total (ressecção de 5 paredes do antro maxilar tentando preservar
tanto quanto possível do solo da órbita)
ii   a - maxillectomia superior subtotal (ressecção de 4 paredes do antro com preservação do
palato)
iii   b - maxilectomia inferior subtotal (ressecção de 4 paredes do antro preservando o
pavimento da órbita)
XII.- maxilectomia medial (ressecção da parede medial do antro com extensões variáveis do
pavimento da órbita, bem como das células etmoidais; pode ser combinada com a ressecção
do palato)
XIII. FUTRAN et al
Defeitos palatais (pequenos defeitos que envolvem o rebordo alveolar, os dentes e a mucosa
circundante com dentição adequada e sem fístula oroantral)
a.   maxillectomia inferior
b.   maxillectomia total sem exenteração orbital

c.   maxilectomia total com exenteração orbital

XIV.   RODRIGUEZ e outros

i - defeito dentoalveolar unilateral

ii - falta de rebordo orbital inferior para além da maxila ipsilateral

iii - perda dentoalveolar maxilar bilateral

iv - perda dentoalveolar maxilar bilateral e, pelo menos, um rebordo orbital

XV.BROWN et al (2010)

VERTICAL

i-   maxilectomia que não provoca uma fístula oronasal

ii-   maxillectomia sem envolvimento da órbita

iii-   maxilectomia envolvendo os anexos orbitais com retenção orbital

iv-   maxilectomia com enucleação ou exenteração orbital

v-   defeito orbitomaxilar

vi-   defeito nasomaxilar

HORIZONTAL

i-   defeito palatal apenas, sem envolver o alvéolo dentário

ii-   inferior ou igual a 1/2 unilateral

iii-   inferior ou igual a 1/2 bilateral ou transversal anterior

iv-   superior a 1/2 maxillectomys

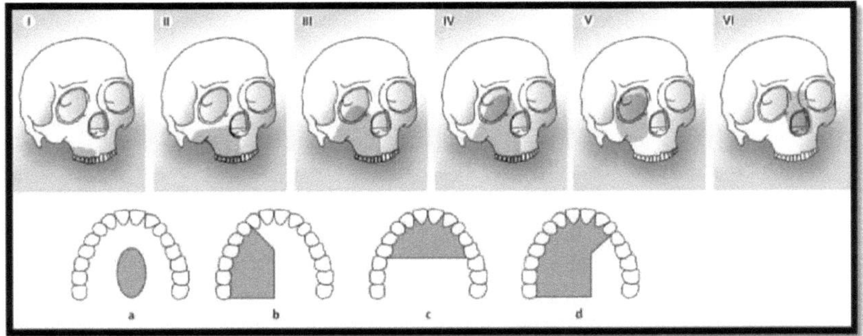

Fig. 3.4 BROWN et al (2010)

Diagnóstico. Um exame oral completo e a história clínica devem ser revistos em pormenor.

Registo do doente. Devem ser mantidos registos adequados para cada paciente. Estes podem incluir radiografias, relatórios laboratoriais, fotografias, moulages e modelos de estudo, bem como os dados pessoais habituais, fichas dentárias, questionários médicos e notas operatórias. Quando são necessários aparelhos que envolvem alguma forma de fixação aos dentes, a comparação de radiografias intra-orais anteriores com os achados dentários actuais pode fornecer uma base para avaliar a taxa de cárie dentária ou a evolução da doença periodontal.

Entrevista com o paciente. Durante a conversa preliminar, pode observar-se a sua marcha, mobilidade, vigor, tez e discurso. Muitas vezes, é possível determinar a atitude do doente relativamente ao tratamento proposto.

Historial médico anterior. A natureza do processo da doença, a sua história natural e o tipo de terapia empregue devem ser considerados no plano de tratamento a longo prazo. A história clínica anterior pode ser utilizada para determinar a presença ou ausência de estados patológicos como a diabetes, artrite, anemia, tuberculose, epilepsia ou outras doenças.

História dentária. Deve analisar a história e as experiências dentárias anteriores do doente, especialmente no que se refere à frequência dos cuidados dentários, hábitos de higiene oral e complicações decorrentes da extração de dentes. Uma vez que a manutenção da dentição existente num estado saudável pode determinar o sucesso ou o insucesso do aparelho protético, deve ser dada uma atenção considerável à instrução sobre cuidados domésticos e à profilaxia e tratamento dentários periódicos.

Queixa principal. Deixe que o doente descreva por palavras suas o que acha que é necessário, as suas razões para querer o aparelho. Nesta altura, o doente pode expressar as suas expectativas em relação ao processo de reabilitação.

O plano de tratamento pode ser modificado para satisfazer as expectativas primárias do doente, como a necessidade de um dispositivo para ajudar na fala e na alimentação ou para melhorar a sua aparência.

Exame físico. Devem ser utilizadas todas as técnicas de diagnóstico disponíveis, incluindo a inspeção, a palpação, a determinação da função, a aspiração, a sondagem, a auscultação, a transiluminação e a fluorescência.

A mobilidade dos dentes e a profundidade das bolsas periodontais, a presença de cálculo e outros defeitos dentários óbvios devem ser avaliados e registados.

O exame extra-oral inclui a face, o pescoço, a pele, o cabelo, os olhos e os ouvidos. A face deve ser examinada para detetar assimetria, alargamento ou outros defeitos graves de desenvolvimento. A distância intercantal, a posição das orelhas, os padrões de crescimento anormal do cabelo ou outros defeitos de desenvolvimento da cabeça e do pescoço devem ser registados.

Os gânglios linfáticos do pescoço devem ser palpados. A função da articulação temporomandibular, dos músculos da mastigação e dos músculos faciais deve ser determinada fazendo com que o doente abra e feche os maxilares em movimentos protrusivos e excursivos. O exame dos lábios deve registar quaisquer alterações na consistência e na cor do bordo do vermelhão ou defeitos de desenvolvimento ou adquiridos nas comissuras. A palpação bimanual que se estende até à prega mucobucal de ambos os lábios é necessária para determinar o tónus muscular ou a presença de nódulos ou massas profundas.

A inspeção direta da mucosa bucal deve ser feita com os maxilares parcialmente fechados, de modo a relaxar os músculos da bochecha. Tanto a inspeção direta como a palpação devem incluir as áreas das pregas mucobucais, a substância da mucosa e da pele da bochecha, os músculos bucinadores e masseteres associados, a rafe pterigomandibular e as áreas do triângulo retromolar.

O exame do dorso da língua deve ser alargado às áreas posteriores, deprimindo a língua. A substância profunda, bem como os bordos laterais críticos da língua, podem ser palpados agarrando a ponta da língua com quadrados de gaze e puxando a língua para a frente e lateralmente.

A palpação profunda do pavimento da boca e das glândulas salivares principais associadas requer uma palpação bimanual, com um dedo no pavimento da boca e os outros colocados por baixo do queixo.

O palato é examinado por inspeção direta e palpação. Examina-se também a região da papila incisiva, o palato duro de cada lado da linha média e a junção do palato duro e do palato mole.

Os dentes e as estruturas periodontais devem ser examinados individualmente, e as restaurações, cáries, malformações, áreas hipoplásicas, mobilidade, posição e evidência de abrasão ou atrito devem ser registadas.

O processo alveolar e o osso de suporte dos maxilares devem ser palpados para detetar indícios de assimetria ou alargamento.

Exame radiográfico. Devem ser utilizadas radiografias adequadas para fornecer as informações necessárias. Podem ser necessárias radiografias periapicais de rotina e outras radiografias extra-orais, incluindo radiografias panorâmicas e cefalométricas.

Exames laboratoriais. Biópsia, citologia, testes de função salivar, exames de sangue e de urina, estudos microbiológicos, testes cutâneos e testes da função endócrina.

Resumo dos resultados clínicos. Após a conclusão do exame físico e da avaliação da história clínica e dentária, juntamente com quaisquer resultados laboratoriais, deve ser elaborado um resumo final, que deve ser colocado no registo permanente do doente.

Plano de tratamento. O objetivo principal é curar ou controlar a doença de base e prevenir novas incapacidades.

Em segundo lugar, o objetivo global do plano total deve contribuir para o bem-estar do doente, para a sua aceitação pela família e amigos e para o seu regresso à sociedade como um membro útil.

O plano de tratamento pormenorizado da prótese maxilofacial é estabelecido após a avaliação final dos resultados físicos e radiográficos, a análise dos modelos de estudo e

CAPÍTULO 4

ABORDAGEM DE EQUIPA NA GESTÃO DE CASOS

ou moulages. O paciente de próteses maxilofaciais deve ser avisado de possíveis dificuldades funcionais que podem exigir ajustes, os serviços de um terapeuta da fala ou outra formação especial.

O protésico maxilofacial actua principalmente como membro de uma equipa e deve cooperar com os outros membros no planeamento do tratamento de reabilitação de pacientes com defeitos maxilofaciais.

São impostas ao protésico maxilofacial algumas exigências invulgares, na medida em que não só utiliza os métodos e as técnicas do protésico convencional, como também tem de possuir conhecimentos adicionais sobre a anatomia, a fisiologia e a patologia das estruturas orofaciais envolvidas.

Para responder a estes desafios, é necessária uma formação e competências especiais, bem como imaginação.

Relação médico-dentária

Um departamento dentário hospitalar ativo, que pode incluir uma divisão de próteses maxilofaciais, pode fornecer uma vasta gama de serviços dentários em ambiente hospitalar. Pode utilizar vários serviços hospitalares, tais como enfermagem, serviço social, terapia da fala, terapia ocupacional, reabilitação ocupacional e fisioterapia, no tratamento do seu doente. É importante que cada membro individual da equipa esteja ciente das capacidades e das limitações das várias especialidades envolvidas.

O cirurgião

Uma consulta pré-operatória adequada com o cirurgião é frequentemente útil tanto no tratamento do processo primário da doença como na reabilitação pós-operatória do doente.

Se estiver previsto um aparelho protético temporário ou permanente, o protésico pode aconselhar o cirurgião quanto ao tipo mais desejável de procedimento cirúrgico de base de tecido não pode ser comprometido pela conveniência do protésico se

Se puser em perigo a cura ou a esperança de cura.

Quando os stents de tecido ou obturadores devem ser inseridos no momento da cirurgia, o protésico com formação em prótese maxilofacial deve estar envolvido no planeamento pré-operatório e também deve estar presente na operação, uma vez que pode ter de rever o aparelho através da utilização de acrílicos de cura rápida ou outros materiais. A gestão pós-operatória do paciente cirúrgico também requer a ligação entre o cirurgião e o protésico.

O Radioterapeuta

A utilização de radiação ou de agentes radiomiméticos no tratamento do cancro das regiões orais requer uma cooperação estreita entre o terapeuta e o dentista. São frequentemente necessários suportes de fontes de rádio para controlar a radiação no local da lesão.

Pode ser pedido a um protésico que emita um parecer sobre a gestão de dentes que possam estar na linha de radiação das regiões orais, que extraia dentes no pré-operatório ou que mantenha a saúde e a integridade dos dentes numa área irradiada. Os exames radiológicos contemporâneos, como a tomografia computorizada, a tomografia computorizada 3D, a tomografia computorizada de feixe cónico e a ressonância magnética, são obrigatórios para o diagnóstico e o planeamento do tratamento adequados destes casos.

O Terapeuta da Fala

O terapeuta da fala desempenha um papel importante na reabilitação do paciente com defeitos maxilofaciais.

Os defeitos da fala resultantes de perturbações do desenvolvimento, cirurgia ou outras medidas terapêuticas requerem uma análise cuidadosa, e os requisitos da fala podem modificar a construção do aparelho proposto. O protésico deve ter conhecimentos sólidos sobre a fisiologia e a mecânica da fala e deve estar preparado para construir o seu aparelho de modo a cumprir os requisitos de fonação, ressonância e articulação.

O psiquiatra

Os aspectos emocionais dos defeitos grosseiros da integridade corporal, especialmente das regiões da cabeça e do pescoço, podem desempenhar um papel fundamental na reabilitação do doente.

Apesar de a terapia ter sido eficaz e de ter sido construída uma prótese clinicamente bem sucedida, a reabilitação do paciente não pode ser considerada completa até que ele também esteja emocionalmente condicionado a aceitar a sua deformidade, o aparelho e

as perspectivas de recorrência da doença, bem como certos ajustamentos sociais e financeiros.

Outros especialistas em medicina dentária

A necessidade de manter a saúde periodontal pode exigir os serviços de um periodontista, ou um cirurgião oral pode ser chamado para extracções em campos a irradiar. A cooperação com o ortodontista é quase sempre necessária para a gestão eficaz dos casos de fenda labial e palatina. O patologista oral será útil no diagnóstico de lesões orais, particularmente as que envolvem os tecidos odontogénicos e das glândulas salivares. Para problemas que envolvam crianças, deve ser consultado o pedodontista.

Desafio do futuro

À medida que o âmbito dos programas de formação em prótese maxilofacial continua a expandir-se, tanto em profundidade como em amplitude, a qualidade do serviço prestado aos doentes irá melhorar.

Com a aceitação contínua do protésico especializado em próteses maxilofaciais como parte da equipa encarregue da reabilitação destes doentes, fica assegurado um esforço de cooperação no planeamento do tratamento. Esta abordagem multidisciplinar resultará em benefícios acrescidos para o doente.

CAPÍTULO 5

MATERIAIS UTILIZADOS EM PRÓTESES MAXILOFACIAIS

CLASSIFICAÇÃO DOS MATERIAIS MAXILOFACIAIS:

1. Reconstrução cirúrgica (material aloplástico implantável).

2. Reconstrução protética.

Os materiais para a reconstrução cirúrgica são o dimetilsiloxano, o polietileno, os poliésteres, a poliamida, o acrílico, os metais - aço inoxidável, vitalliun, titânio e cianoacrilato.

A reconstrução protética inclui materiais para a fase de impressão, fase de modelação e fase de fabrico.   ..

REQUISITOS IDEAIS PARA MATERIAIS MAXILO-FACIAIS

1. Os materiais utilizados devem ser biocompatíveis.
2. Flexibilidade: Deve ser flexível a temperaturas de 4,4°C a 60°C.
3. Cor e translucidez: A cor deve fundir-se o mais possível com a pele adjacente.
4. Estabilidade química e ambiental.
5. Condutividade térmica: Mau condutor de calor.
6. Facilidade de processamento e facilidade de duplicação.
7. Peso: Leve e fácil de manter na posição e confortável para o doente.
8. Estabilidade dimensional

HISTÓRIA

Antes de 1600 d.C.

Olhos, nariz e orelhas artificiais construídos com cera, barro e madeira foram encontrados por arqueólogos na antiga cultura chinesa. Foram encontrados olhos artificiais nas múmias egípcias.

1600-1800 D.C.

Tycho Brahe substituiu o seu nariz perdido por um nariz artificial feito de prata e ouro, enquanto Ambroise Paire é considerado o primeiro a utilizar obturadores para fechar perfurações palatinas. Em 1728, Pierre Fauchard utilizou as perfurações no palato para reter próteses artificiais.

1800-1900 D.C.

William Morton - fabricou próteses nasais em porcelana esmaltada. O material cerâmico foi usado para fabricar próteses nasais por Claude Martin em 1889. Tetamore, em 1894, fabricou um nariz artificial feito de "material plástico muito leve" que era fixado por óculos de arco.

1900-1940 D.C.

Fabrico de próteses nasais e auriculares a partir da borracha vulcanite por Upham. Em 1905, Ottofy, Baird e Baker utilizaram a borracha vulcanite preta. Em 1913 foram introduzidos os compostos de gelatina-glicerina, no mesmo período Kazanjian utilizou tintas de celuloide para colorir as próteses faciais de borracha vulcanizada.

1940-1960 D.C.

Em 1937 foi introduzida a resina acrílica. Tylman introduziu a resina acrílica copolímero de vinil resiliente fonder utilizou resina acrílica auto-polimerizável pintada com tintas a óleo para o fabrico da prótese nasal. Clarke (1945) introduziu o látex.

1960-1970

Foram introduzidos os elastómeros de silicone. Banhart foi a primeira pessoa a utilizar borracha de silicone para a construção e coloração de próteses faciais. Tashma (1967) utilizou pigmentos de terra seca dispersos em pó de polímero de resina acrílica incolor para a coloração intrínseca de próteses faciais de silicone. Durante o mesmo período, Schaaf utilizou tinta a óleo de artista tatuada na superfície das próteses faciais de silicone para simular sardas, vasos sanguíneos e sombras em geral.

1970-1990 D.C.

Lontz (1974) utilizou elastómeros de polissiloxano modificados e Turner documentou a utilização de poliuretano isoforona. Udagama e Drane introduziram a utilização de Silastic Medical Adhesive Silicone Type A para o fabrico de próteses faciais.

1990-presente

Os avanços na química dos polímeros renovaram o interesse no desenvolvimento de novos materiais para as próteses faciais. Novas gerações de resinas acrílicas estão a ser investigadas por

MATERIAIS EMPOLGADOS NA PRÓTESE MAXILLOFACIAL   I Antonucci e Stansbury polifosfazenos para as próteses faciais. Estão também a ser avaliados copolímeros em bloco de silicone.

Classificação dos materiais de acordo com BEUMER

1. Resinas acrílicas

O polimetilmetacrilato foi utilizado anteriormente nos defeitos faciais em que ocorre pouco movimento no leito tecidular durante a função. As vantagens do material são a compatibilidade com a maioria dos sistemas adesivos; a resistência do material permite margens expostas a penas.

2. Co-polímeros acrílicos

Foi formulado com um agente espumante. Como resultado do calor ou de um produto químico iniciador, um agente espumante liberta um gás que é incorporado no material à medida que este cura. O produto resultante é esponjoso, com uma pele sólida sempre que o material entra em contacto com a superfície do molde. Desvantagem: A superfície das próteses acabadas é pegajosa, o que cria uma afinidade para a acumulação de pó, necessitando de uma limpeza especial com benzeno.

3. Polímeros e copolímeros de vinilo

Introduzidos em meados dos anos 40 como plastisóis. Os mais aceites são os realistas (cloreto de polivinilo) e os mediplas (cloreto de acetato de polivinilo), que são susceptíveis de

4. Polietileno clorado

Descrito por Lewis e Castleberry, envolve a cura a alta temperatura de folhas pigmentadas do polímero termoplástico em moldes metálicos e a coloração com corantes solúveis em óleo. Gettleman referiu o polietileno termoplástico clorado 726/19-15 como um potencial material maxilofacial. A sua principal vantagem é a utilização de moldes metálicos.

5. Poliuretano

Os três componentes do poliuretano são a Parte A - poliol, a Parte B - isocianato, e a Parte C - iniciadores como o dilaurato de dibutilestanho ou o octoato de estanho. Os três componentes devem ser doseados com exatidão e cuidadosamente misturados para se obter um produto utilizável. A presença de humidade no ar leva à produção de dióxido de carbono, resultando no elastómero poroso. São necessários moldes metálicos para controlar a contaminação por humidade.

6. Silicones

Moléculas de cadeia longa compostas por uma cadeia alternada de átomos de silicone e de oxigénio, ajustando o comprimento desta cadeia silício-oxigénio, os silicones podem ser produzidos sob a forma de fluidos, resinas ou elastómeros (borrachas). Apresentam melhores propriedades físicas e químicas. As propriedades extraordinárias dos silicones devem-se às características especiais das ligações silício-oxigénio na sua espinha dorsal. Uma vez que a ligação silício-oxigénio é muito mais forte do que a ligação carbono-carbono dos polímeros orgânicos, os silicones são melhores isolantes eléctricos e mais resistentes à oxidação.

Os silicones são divididos em 2 tipos com base na temperatura de vulcanização:

1. Silicones de vulcanização à temperatura ambiente (RTV)
2. Silicones vulcanizados a alta temperatura (HTV).
3. Silicones espumantes

1. Vulcanização à temperatura ambiente - silicones

São produzidos por polimerização de condensação, o octoato estanoso é o catalisador e o silicato de ortoalquilo é o agente de reticulação. São fáceis de processar e permitem uma coloração intrínseca. Entre os materiais de silicone RTV, o Silastic 382 e o Silastic 399 (Dow Corning Corp.) são os mais utilizados.

a. Silástico 382, 399

O polímero de silicone viscoso é constituído por uma carga, octoato de estanho como catalisador e silicato de orto-alquilo como agente de reticulação. São estáveis em termos de cor, biologicamente inertes, com fraca resistência dos bordos e difíceis de colorir.

b. MDX 4-4210

Mais comum nas clínicas maxilofaciais. Moore referiu que apresentava qualidades melhoradas relativamente à coloração e à resistência dos bordos. Não é muito preenchido, o que o torna translúcido. A platina actua como catalisador; o agente de reticulação é o hidrometilsiloxano. Tem uma elevada resistência à tração (em comparação com outros silicones RTV). Apresenta um aumento do alongamento e da resistência ao rasgamento.

c. Silastic 891: (Silastic Medical Adhesive Type A)

Udagama e Drane relataram pela primeira vez a utilização deste material, também conhecido como Silastic Medical Adhesive Silicone Type A, para o fabrico de próteses faciais. Trata-se de uma pasta translúcida, não fluida, que polimeriza à temperatura ambiente em contacto com a humidade do ar. Os moldes de metal não são utilizados porque a sua superfície pode reagir com o ácido acético, que é libertado como subproduto da polimerização.

MATERIAIS UTILIZADOS EM PRÓTESES MAXILOFACIAIS   **d. Cosmesil**

Alta flexibilidade com elevada resistência ao rasgamento contém elastómero de silicone RTV de condensação. A versão mais recente SM4 é muito flexível e tem uma resistência ao rasgamento muito elevada.

2. Vulcanizados a alta temperatura - silicones

Requerem calor para a vulcanização, são altamente viscosas, brancas e opacas. Disponível como massa de um ou dois componentes. O catalisador ou agente de vulcanização é o ácido diclorobenzóico (para polimerização por condensação), sais de platina (para polimerização por adição). Estes silicones requerem equipamento avançado para processamento e têm melhores propriedades físicas.

AVANÇOS RECENTES NOS MATERIAIS

a. PDM siloxano (silicone HTV)

Apresentam propriedades físicas e mecânicas melhoradas. As desvantagens do material são a opacidade, a dificuldade de coloração intrínseca, a elevada dureza superficial da superfície, a dificuldade de processamento e a não aceitação imediata da coloração extrínseca.

3. Silicones espumantes (Silastic 386)

A forma de silicone RTV tem uma utilização limitada nas próteses maxilofaciais. O volume é aumentado até sete vezes com o objetivo de reduzir o peso da prótese. Reduziu a resistência e é suscetível de rasgar.

1. Copolímeros em bloco de silicone

Para melhorar alguns dos pontos fracos dos elastómeros de silicone, como a baixa resistência ao rasgamento, o baixo alongamento percentual e o potencial para suportar o crescimento de bactérias ou fungos.

2. Polifosfazenos

O fluoroelastómero de polifosfazenos foi desenvolvido para ser utilizado como revestimento resiliente de próteses dentárias e tem potencial para ser utilizado como material protético maxilofacial.

3. A-2186 (fator II)

Propriedades físicas superiores às do MDX4-4210. As propriedades mecânicas do A-2186 foram menos afectadas do que as do cosmesil pelo envelhecimento acelerado.

4. Cerâmica de vidro bioactiva maquinável

Utilizado em aumentos maxilofaciais como substituto de enxertos ósseos e os estudos mostram que não há reação inflamatória nem rejeição do implante.

5. Recentemente, um novo material PEEK (POLIETIL ÉTER CETONA) tem sido

Introduzi um conceito que tem implicações médicas mas que raramente é utilizado em medicina dentária.

para o fabrico da porção palatina da prótese obturadora devido à bio-compatibilidade, baixa gravidade específica (1,31 g/cm), flexão óssea tipo modulo resistência à fissuração, facilidade de polimento e maquinabilidade.

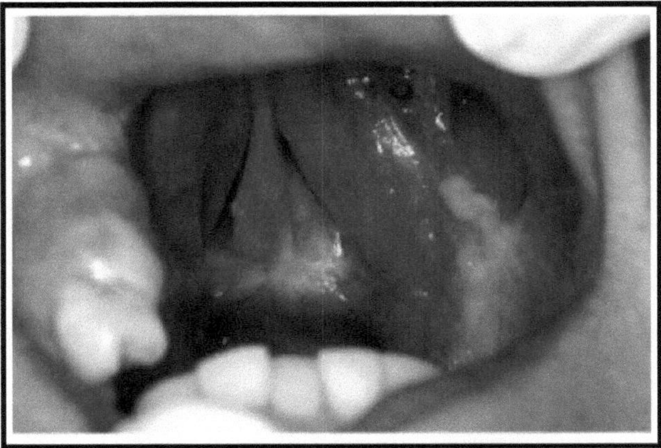

Fig. 6.1 DEFEITO EXTENSIVO DA MAXILA

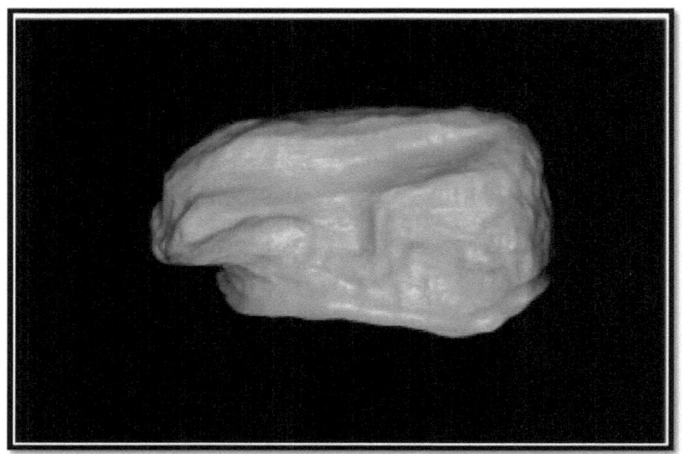

Fig. 6.2 PORÇÃO ANTERIOR DO PALATO ARTIFICIAL

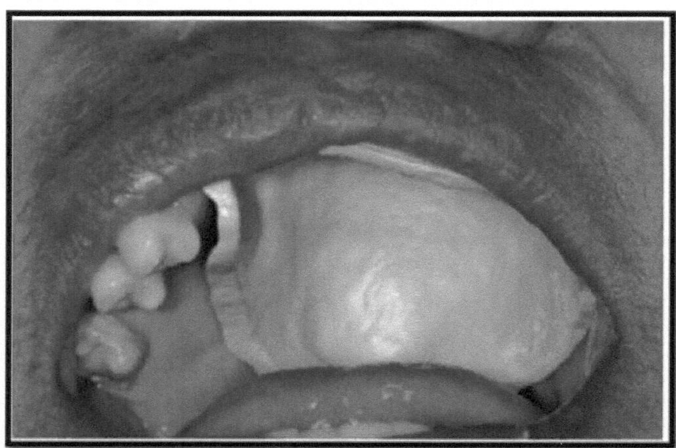

Fig. 6.3 CONJUNTO PEEK MONTADO INTRA ORALMENTE

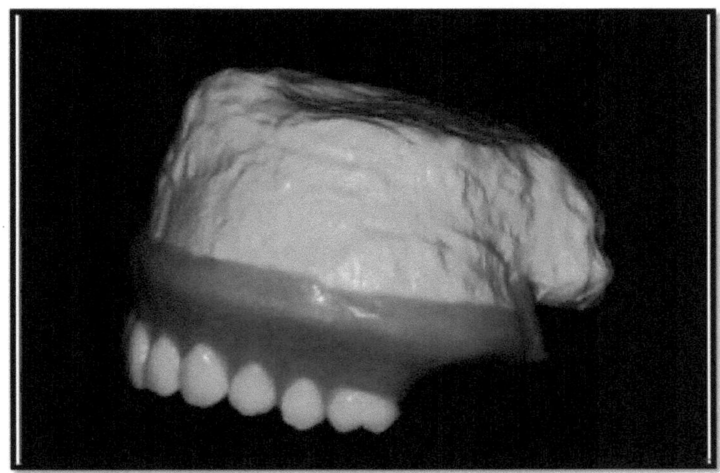

Fig. 6.4 PRÓTESES OBTURADORAS COMPLETADAS

OUTROS MATERIAIS

1. Adesivos

Um material utilizado para aderir próteses externas à pele e estruturas associadas em torno da periferia de um defeito anatómico externo. Foi desenvolvido um RTV de componente único para servir de adesivo para próteses de silicone. É necessária investigação adicional para determinar a compatibilidade dos adesivos médicos disponíveis no mercado com diferentes tipos de elastómeros maxilofaciais. A compatibilidade de solventes de limpeza com elastómeros maxilofaciais.

2. Primários

Promovem a ligação entre o silicone e outro material protético facial do maxilar. Exemplos: S-2260, A-4-4, 1205, 4040, Z-6032, Z-6076.

3. Cores

A coloração realista das próteses faciais externas é uma caraterística importante para a satisfação e aceitação do paciente. Três técnicas básicas:

1. Extrínseco.
2. Intrínseco.
3. Combinação de ambos.

De acordo com Chalian (1972, 1974), a coloração intrínseca em silicones HTV é realizada com uma fresadora. São geralmente utilizados óxidos metálicos/concentrados de silicone pigmentados e podem ser incorporadas fibras vermelhas para simular os vasos sanguíneos. A coloração em silicones RTV (MDX 4-4210) é conseguida através da adição de vários pigmentos secos de terra.

Bartlett *et al.* (1971) recomendaram a coloração extrínseca da prótese maxilofacial usando adesivos médicos. Ouellete (1969) descreveu a coloração por spray de próteses maxilofaciais de elastómero de silicone. De acordo com Schaaf (1970), a cor descola-se facilmente ou esfrega-se durante a manipulação da prótese ou durante a limpeza diária.

Craig avaliou a estabilidade da cor de 6 materiais de MF (PVC, poliuretano, Silastic 382, 399,

4-4210 e 4-4515). O PVC tornou-se mais claro após 100 h. O poliuretano desintegrou-se após 600 h. Concluiu que todos os silicones apresentavam uma boa estabilidade da cor, especialmente o Silastic 4-4210.

O QUE É O OBTURADOR??

A prótese necessária para reparar o defeito do palato é conhecida como obturador maxilar. Um obturador (latim: *obturare*, parar) é um disco ou uma placa que fecha uma abertura ou um defeito do maxilar como resultado de uma remoção parcial ou total do maxilar.

PORQUE É QUE PRECISAMOS DE UM OBTURADOR?

Os objectivos da reabilitação protética para pacientes com maxilectomia total e parcial incluem

1. Para restaurar a função: Fala, respiração, mastigação e deglutição.
2. Para restaurar a forma: Aspeto facial.
3. Separação das cavidades oral e nasal para permitir uma deglutição e articulação adequadas .
4.. Proporcionar um possível apoio do conteúdo orbital para evitar enoftalmo e diplopia
5. Proporcionar suporte do tecido mole para restaurar o contorno médio-facial e um resultado estético aceitável.

INDICAÇÕES PARA A UTILIZAÇÃO DE UM OBTURADOR

* Para servir de prótese temporária durante a correção cirúrgica.
* Para restaurar a aparência estética do paciente rapidamente para o contacto social.
* No caso de defeitos de grandes dimensões, em que o encerramento primário não é possível.
* Quando a idade do doente e o estado geral contra-indicam a cirurgia.
* Quando o tamanho e a extensão da deformidade contra-indicam a cirurgia.
* Quando o estado avascular local dos tecidos contra-indica a cirurgia.
* Quando o doente é suscetível de recidiva da lesão original que produziu a deformidade.

FUNÇÕES DE UM OBTURADOR

1. Serve de tubo de levin para alimentação.
2. Ajuda a manter a ferida ou a área defeituosa limpa.
3. Pode melhorar a cicatrização de defeitos traumáticos ou pós-cirúrgicos.
4. Restabelece o contorno palatal e/ou o palato mole, o que pode ser útil

OBTURADOR - DEFINIÇÃO, TIPOS E UTILIZAÇÕES

para restaurar a fala do paciente

5. Na área importante da estética, o obturador pode ser utilizado para corrigir a posição dos lábios e das bochechas.
6. Pode beneficiar a moral dos pacientes com defeitos maxilares.
7. Melhora a mastigação e a deglutição
8. Impede o fluxo de exsudados para a boca.
9. O obturador pode ser utilizado como stent para os pensos ou pacotes pós-cirúrgicos em ressecções maxilares

TIPO DE OBTURADORES

A maioria dos defeitos palatais adquiridos deve-se à remoção cirúrgica de tumores que envolvem o palato, o nariz e os seios paranasais. A ressecção é planeada de acordo com o tamanho, a extensão, a localização e o comportamento da neoplasia. O plano de tratamento pós-cirúrgico para o paciente que necessita de reabilitação protética pode ser dividido em três fases. Dependendo do tempo entre a cirurgia e a inserção da prótese, são utilizados três tipos de obturadores para a reabilitação do paciente. Os três obturadores têm diferentes razões de ser e diferentes requisitos.

A placa de alimentação é também um tipo de obturador que é utilizado para fechar o defeito criado pela fenda palatina. A sua utilização é seguida de uma intervenção cirúrgica para fechar o defeito congénito.

CAPÍTULO 6

TRATAMENTO DEFINITIVO DE UM PACIENTE EDÊNTULO COM DEFEITO DE MAXILLECTOMIA

A prótese velofaríngea é um tipo de obturador, que se estende para cobrir o defeito do palato mole. Reabilita a fala do paciente e evita a regurgitação durante a deglutição.

A terapia protética para pacientes com defeitos cirúrgicos adquiridos da maxila pode ser dividida em três fases de tratamento, tendo cada fase objectivos diferentes.

1. OBTURADOR CIRÚRGICO

DE ACORDO COM BEUMER, O OBTURADOR CIRÚRGICO É DE DOIS TIPOS:

1. OBTURADOR CIRÚRGICO IMEDIATO

2. OBTURADOR CIRÚRGICO ATRASADO

1. OBTURADOR CIRÚRGICO IMEDIATO

É particularmente adequada para pacientes dentados que necessitam de uma maxilectomia parcial ou total, porque os dentes restantes ajudam a manter a prótese em posição.

É um aparelho de placa de base que é construído a partir do molde de impressão pré-operatório e inserido no momento da ressecção do maxilar na sala de operações. O obturador cirúrgico fornece uma matriz sobre a qual pode ser colocado o tampão cirúrgico. Não deve ser removido durante 7 a 10 dias após a cirurgia. Em alguns pacientes, a retenção dos retentores não é suficiente para atingir o objetivo. Nestes casos, o aparelho é ligado aos dentes remanescentes ou ligado a estruturas ósseas disponíveis.

VANTAGENS DO OBTURADOR CIRÚRGICO IMEDIATO:

1.   A prótese fornece uma matriz sobre a qual o tampão cirúrgico pode ser colocado. No fecho da ferida, o obturador mantém o penso na relação correcta

2.   A reabilitação com o obturador cirúrgico ajudará o doente a nível psicológico e tranquilizá-lo-á. Além disso, a substituição dos dentes artificiais anteriores também terá um impacto positivo na psicologia do doente.

3.   O obturador cirúrgico ajuda a reduzir as hipóteses de hemorragia no pós-operatório.

4.   Permite ao doente falar mais eficazmente no pós-operatório, reproduzindo os contornos palatinos e cobrindo o defeito.

5.   Pode também reduzir o período de hospitalização, o que assume uma maior importância no aumento dos custos de hospitalização.

PRINCÍPIOS RELATIVOS À CONCEPÇÃO DO OBTURADOR CIRÚRGICO:

1.   O obturador deve terminar antes da junção mucosa do enxerto de pele. Assim que o tampão cirúrgico for removido, a extensão do defeito pode ser efectuada com tratamento de tecidos ou materiais de revestimento macios provisórios.

2.   As próteses devem ser simples, leves e económicas

3.   A prótese para pacientes edêntulos deve ser perfurada nas extensões interproximais para permitir que a prótese seja ligada aos dentes no momento da cirurgia

4.   Os contornos palatinos normais devem ser reproduzidos para facilitar a fala e a deglutição no pós-operatório.

5.   A oclusão posterior não deve ser estabelecida até que a ferida cirúrgica esteja bem organizada.

6.   Em alguns pacientes, as próteses totais ou parciais existentes podem ser adaptadas para um obturador cirúrgico imediato. Podem ser adicionados materiais de revestimento

provisórios à prótese

2. OBTURADOR CIRÚRGICO RETARDADO

Uma alternativa à colocação de uma prótese na cirurgia é a colocação de obturadores cirúrgicos retardados 7 a 10 dias após a cirurgia. Se o paciente for edêntulo e o defeito for extenso, esta abordagem pode ser o tratamento de eleição.

Quando o tampão é removido do defeito e antes da saída do paciente, é obtida uma impressão maxilar com hidrocolóide irreversível. A área cirúrgica estará sensível e o paciente ficará apreensivo, pelo que o procedimento deve ser efectuado com o maior cuidado possível. A impressão deve registar a porção lateral do defeito, tanto quanto possível.

À medida que a cicatrização progride, podem ser estabelecidas rampas oclusais posteriores com a adição de resina acrílica auto-polimerizável. A oclusão posterior ajuda o paciente a manter a prótese em posição, especialmente nos pacientes edêntulos. O obturador cirúrgico para os pacientes edêntulos deve ser fabricado como uma base de registo, sem substituição de dentes.

RETENÇÃO DO OBTURADOR CIRÚRGICO

Para pacientes dentados

Em casos de defeito pequeno, a prótese pode ser retida por um grampo nos dentes restantes. No entanto, no caso de um defeito grande, é necessário ligar a prótese aos dentes remanescentes.

OBTURADOR TEMPORÁRIO/ OBTURADOR PROVISÓRIO

A prótese obturadora provisória "preenche a lacuna" entre o obturador cirúrgico imediato e a prótese definitiva. A divisão entre o obturador cirúrgico imediato e a prótese definitiva não está bem definida, mas ambos têm os mesmos objectivos de manter o conforto e as funções do paciente até que a prótese definitiva possa ser fabricada.

NECESSITAM DE PRÓTESES DEFINITIVAS:

1. A adição periódica de materiais de revestimento provisórios aumenta o volume e o peso da prótese

2. Os materiais de revestimento temporário podem tornar-se ásperos com o tempo e pouco higiénicos

3. Se forem incluídos dentes na ressecção, a adição de dentes de prótese anterior ao obturador pode ser de grande benefício psicológico para o doente.

4. Se a retenção e a estabilidade forem inadequadas, o contacto oclusal no lado do defeito pode resultar na melhoria destes aspectos.

A prótese definitiva deve ser fabricada após a cicatrização completa da ferida cirúrgica e quando as condições físicas e emocionais do paciente permitirem a realização dos procedimentos para o fabrico da prótese

OBTURADOR DEFINITIVO

A última fase ativa da reabilitação de pacientes com defeitos maxilares inclui o fabrico da prótese definitiva. A prótese definitiva tem uma lógica e um design diferentes dos outros. O momento para o fabrico desta prótese depende de muitos factores. Os factores a considerar são os seguintes:

- Dimensão e localização do defeito
- Progresso da cicatrização da ferida cirúrgica
- Prognóstico do controlo da recorrência do tumor
- Eficácia do obturador atual.

- Presença ou ausência de dentes

Normalmente, o fabrico pode ser efectuado cerca de 3 a 4 meses após a cirurgia. No que diz respeito à remodelação do tecido na ferida, esta pode continuar durante 1 ano após a cirurgia. A quantidade de remodelação será mais elevada nos tecidos moles, enquanto que o tecido ósseo apresenta uma menor quantidade de remodelação. O defeito deve ser tratado de forma mais agressiva nos doentes edêntulos para maximizar o apoio, a retenção e a estabilidade.

CARACTERÍSTICAS DE CONCEPÇÃO

A prótese definitiva deve ter um contorno adequado no lado oral para restaurar a anatomia e no lado do defeito para obturar o defeito. O obturador terá dentes falsos, palato falso, crista e bolbo para preencher o defeito. A parte do defeito deve ser reabilitada com uma parte da prótese conhecida como bolbo.

a. Conceção da lâmpada

No caso de um defeito de pequenas dimensões, pode ser preparada uma prótese sem a parte do bolbo. No caso de um defeito grande, será necessário preencher o defeito preparando um obturador com bolbo.

Wu e Schaaf relataram que a redução de peso das próteses obturadoras do tipo oco variou de 6,55% a 33,06%, dependendo do tamanho do defeito. Também ajuda na ressonância para a produção da fala. A prótese de bolbo oco será mais confortável para o doente. O bolbo proporciona apoio aos tecidos moles faciais e ajuda a restaurar a forma facial. O desenho do bolbo fechado é mais comummente defendido quando comparado com o desenho aberto. No caso de uma abertura bucal restrita, o tamanho do bolbo não deve interferir com a inserção da prótese. Uma outra função do bolbo é proporcionar apoio ao conteúdo da órbita para evitar complicações oftalmológicas.

b. Conceção da parte oral

A parte oral da prótese definitiva deve restaurar a forma e a função do paciente. A parte oral irá conter dentes, os posteriores para a mastigação e os anteriores para a estética. No caso de um paciente edêntulo, a parte oral será mais parecida com uma prótese completa. Para os casos parcialmente edêntulos, o desenho será comparável à prótese parcial removível e terá mais frequentemente a estrutura metálica de base...

FACTORES A TER EM CONTA NO CONCEITO DE TRATAMENTO ENQUANTO PROCEDIMENTO PARA PRÓTESE DEFINITIVA

1. MOVIMENTO DA PRÓTESE

A prótese irá mover-se significativamente durante a função se o rebordo alveolar maxilar e os dentes estiverem envolvidos na ressecção. O grau de movimento varia consoante o número e a posição dos dentes disponíveis para retenção, bem como com o tamanho e a configuração do defeito.

2. ALTERAÇÕES NOS TECIDOS

Se for indicada uma prótese parcial removível, a porção obturadora deve ser construída em resina acrílica, de modo a que a prótese possa ser rebaixada para compensar estas alterações.

3. PRÓTESE DE COBERTURA

Os obturadores para defeitos adquiridos da maxila são basicamente próteses de cobertura que servem principalmente para restabelecer a partição nasal oral... Em contraste, os obturadores que restauram a competência palatofaríngea devem funcionar em conjunto com os tecidos que exibem um movimento funcional extenso.

4. DENTES

A presença de dentes melhora o prognóstico protético. Devem ser feitos todos os esforços para manter e aumentar a longevidade dos dentes, ou mesmo das raízes dos dentes, para ajudar na retenção, estabilidade e suporte da prótese

5. PESO

As áreas volumosas devem ser escavadas para reduzir o peso, de modo a que os dentes e os tecidos de suporte não sofram tensões desnecessárias.

CLASSIFICAÇÃO DOS OBTURADORES

A) A origem da discrepância

a) Defeito congénito do obturador

b) Defeito adquirido do obturador

B) A localização do defeito

a) Obturador de reflexo labial ou bucal

b) Obturador alveolar

c) Obturador do palato duro

d) Obturador do palato mole

e) Obturador faríngeo

c) O tipo de fixação do obturador à prótese maxilar de base

a) Obturador fixo

b) Obturador articulado ou móvel

c) Obturador amovível

D) O movimento fisiológico dos tecidos orais, nasais e faríngeos adjacentes ao obturador ou que funcionam contra ele

a) Obturador estático

b) Obturador funcional

I. DIFICULDADE ENFRENTADA NESTES CASOS:

1. O obturador maxilar apresentará um grau de movimento variável, dependendo da quantidade e do contorno do palato duro remanescente, do tamanho, do contorno e da mucosa de revestimento do defeito e da disponibilidade de cortes inferiores.

2. A prótese move-se superiormente para o interior do defeito durante a mastigação e, com a libertação da pressão, desce na direção oposta.

3. No paciente edêntulo com defeito de maxilectomia total, o eixo de rotação está localizado na margem palatina medial do defeito. A porção do obturador mais distante desse eixo apresentará o maior grau de movimento.

4. Num defeito maxilar posterior em que o segmento pré-maxilar está retido, o eixo de rotação desloca-se para trás.

5. Com a ressecção anterior da maxila, o eixo de rotação está localizado ao longo da margem posterior do defeito. A margem labial anterior do defeito apresentará o maior movimento.

II. PONTOS A TER EM CONTA DURANTE O FABRICO DO PRÓTESE QUE IRÁ MELHORAR A RETENÇÃO, ESTABILIDADE E APOIO

1. CIMEIRA RESIDUAL

A altura e o contorno da crista residual e a profundidade dos sulcos são considerações importantes. Uma crista bem formada e sulcos extensos aumentam a estabilidade e o apoio.

2. ENVOLVIMENTO DAS PARTES PRINCIPAIS DO DEFEITO

Nestes casos, a retenção no sentido clássico não é possível, mas pode obter-se uma retenção aceitável envolvendo áreas-chave do defeito.

a. **O envolvimento do enxerto de pele e a banda cicatricial formada na junção enxerto de pele-mucosa** melhoram significativamente a retenção. À medida que a banda cicatricial se organiza, contrai-se à maneira de um cordão de bolsa, criando assim um rebaixo superiormente e uma concavidade inferiormente.

A banda cicatricial é flexível e permite a inserção da prótese, mas tende a resistir a forças de deslocação. Uma vez que a porção lateral do defeito apresenta maior movimento, a retenção pode ser melhorada através de um contacto adequado entre o obturador e o tecido superolateralmente (Brown 1968).

b. Pode obter-se **uma retenção adicional** estendendo a prótese ao longo da superfície nasal do palato mole e/ou anteriormente na abertura nasal. Se o vómer tiver sido removido na cirurgia, pode existir um corte inferior superiormente ao longo da margem medial, no entanto, trata-se de um corte inferior ósseo e pode estar revestido com epitélio respiratório. **(PAYNE E WELTON 1965, TOREMALN ,1973)**

3. IMPRESSÃO MESTRE

O objetivo da impressão preliminar é registar as estruturas maxilares remanescentes e as partes úteis do defeito.

• É selecionada uma moldeira metálica edêntula de acordo com a configuração do maxilar remanescente. Antes da moldagem, os cortes inferiores mediais e anteriores são bloqueados com gaze lubrificada com petrolato. O

• Se for colocado material hidrocolóide irreversível no tabuleiro, deve ter-se o cuidado de

ajudará o médico a avaliar o grau de retenção, estabilidade e apoio proporcionado pelo defeito.

• Os cortes inferiores indesejáveis são bloqueados no molde de diagnóstico antes do fabrico da moldeira. As extensões da moldeira são verificadas na boca. As áreas inacessíveis são verificadas com cera reveladora quanto a uma possível sobreextensão ou contorno excessivo.

• Sugere-se que a moldagem do bordo seja concluída inicialmente no lado não ressecado, uma vez que serve para estabilizar e orientar a moldeira para o defeito. A altura superior desta extensão deve terminar na junção da mucosa oral e respiratória. A seguir, a extensão do palato mole é moldada no bordo. Se o palato mole apresentar uma elevação significativa durante a função, esta área pode necessitar de ser refinada com cera macia.

- O aspeto lateral, posterior e anterior do defeito é registado sequencialmente em duas secções. Em primeiro lugar, é moldada a área abaixo da junção entre o enxerto de pele e a mucosa. Em seguida, são desenvolvidos os aspectos lateral, posterior e anterior acima da banda cicatricial. Ao moldar o aspeto póstero-lateral, o doente deve ser instruído a realizar movimentos mandibulares excêntricos para ter em conta o movimento do bordo anterior do ramo e do processo coronoide da mandíbula. A extensão lateral é desenvolvida superiormente tanto quanto possível.

- viável, certificando-se de que o comprimento desta extensão é compatível com a inserção e remoção do tabuleiro.

- A impressão final é então registada após a remoção do plástico de modelagem da moldeira. Se o doente apresentar trismo, pode ser uma experiência frustrante tanto para o protésico como para o doente. Por conseguinte, a prótese cirúrgica pode ser utilizada como moldeira personalizada para a prótese definitiva. Se a prótese for aceitável, é utilizada uma nova aplicação de material de tratamento de tecidos e esta é utilizada como matriz.

4. DIMENSÃO VERTICAL DA OCLUSÃO

São sugeridos dois métodos para o fabrico de bases de registo.

> Se o defeito for grande e a estabilidade e o apoio forem difíceis de obter com um

Esta base é utilizada para obter os registos da relação dos maxilares e os dentes da prótese são adicionados posteriormente com resina acrílica autopolimerizável.

> Se a estabilidade e o suporte parecerem adequados, pode ser construída uma base de registo convencional de resina acrílica autopolimerizável, depois de garantir que todos os cortes inferiores são bloqueados para proteção do molde principal.

• Se o doente não apresentar trismo, a dimensão vertical da oclusão é registada em da forma habitual com bases de registo de relações de mandíbulas.

• Se o trismo for extremo, a dimensão vertical da oclusão deve ser redimensionada para permitir a passagem do bolo alimentar entre os dentes da prótese.

• O rebordo anterior do maxilar deve ser colocado na linha húmida e seca do lábio inferior. Deve tentar-se deslocar o lábio contraído para obter uma posição adequada do rebordo. É necessário compensar o lábio e a bochecha contraídos no lado cirúrgico e, por vezes, pode ser necessário criar gradualmente uma sobreposição horizontal negativa ou uma oclusão de extremo a extremo da linha média para a dentição posterior. Pode optar-se por diminuir a dimensão vertical da oclusão para compensar o mau encerramento do lábio, mas a diminuição pode resultar na mordedura da língua ou do lábio no lado não cirúrgico da boca, pelo que se deve tentar melhorar o encerramento do lábio através da posição bucolingual dos dentes em vez de uma diminuição acentuada da dimensão vertical.

É difícil registar a relação cêntrica em pacientes edêntulos devido a bases de registo relativamente instáveis.

- O traçado da arcada gótica intra-oral e extra-oral está contraindicado.

5. ESQUEMAS OCLUSAIS

Em doentes edêntulos são preferidos dentes não anatómicos. Os dentes são colocados em relação cêntrica e ajustados para eliminar os contactos oclusais de deflexão lateral. As próteses de prova são experimentadas na boca e são feitas alterações para acomodar os desejos estéticos do doente e do protésico.

Deve ser efectuada uma remontagem clínica. Os contornos finais do palato devem ser avaliados no momento da prova. é provável que os contornos não sejam simétricos porque foram criados arbitrariamente no lado cirúrgico do palato com poucos pontos de referência. colocar cera ou reduzir a resina até o palato ficar simétrico. finalmente, a pasta indicadora de pressão pode ser espalhada pelo palato. assentar a prótese e pedir ao doente para engolir e contar. Onde a língua entra em contacto com o palato, o contacto pode ser lido na pressão

Se o paciente cecear, o ar está a escapar lateralmente da língua. Com ajustes repetidos e palatogramas, obtém-se um contorno mais uniforme do palato. Devido à contratura, os dentes estão alinhados palatalmente, mas a mesa oclusal é por vezes reduzida para reduzir o impacto dos dentes na língua.

6. PROCESSAMENTO, ENTREGA E ACOMPANHAMENTO

Após a tentativa bem-sucedida com bases de registo de remontagem clínica, estas são enceradas e processadas para o fabrico de próteses obturadoras, que podem ser sólidas ou ocas. O bolbo obturador oco é menos volumoso e é confortável para o doente. Diversos.

A sobreextensão grosseira da resina acrílica para as áreas não cortadas deve ser reduzida de modo a facilitar o desgaste e a remoção da prótese.

O paciente deve continuar a usar a prótese durante a noite porque é difícil gerir as secreções e a saliva sem ela. O paciente deve aprender a limitação da mastigação e esta deve ser efectuada no lado não cirúrgico da arcada.

A maioria das próteses obturadoras necessitará de ser recolocada no prazo de um ano após a entrega, devido a uma maior organização do defeito com alterações dimensionais subsequentes.

II. <u>TRATAMENTO PROTÉTICO DEFINITIVO PARA PACIENTES EDÊNTULOS</u> COM DEFEITO DE MAXILLECTOMIA PARCIAL

O fabrico da prótese definitiva para o defeito da maxilectomia parcial é semelhante ao da prótese para as ressecções totais da maxilectomia.

Nestes defeitos, uma maior parte do palato duro permanece e, subsequentemente, a prótese pode ter mais estabilidade e suporte. No entanto, a retenção pode ser comprometida em comparação com ressecções mais extensas, uma vez que o acesso e a utilização do defeito podem ser prejudicados. Os materiais de silicone são úteis em doentes seleccionados com defeitos de maxilectomia parcial.

III. <u>PRÓTESE DEFINITIVA PARA DESDENTADOS PARCIAIS</u> <u>PACIENTES COM MAXILLECTOMIA PARCIAL/TOTAL</u>

<u>A. Princípios básicos de conceção da estrutura de conceção dos obturadores - Aramany (1978)</u>

Tendo em conta a **CLASSIFICAÇÃO ARAMANY** de defeitos mais popularmente utilizada, os princípios de conceção serão discutidos abaixo no texto, considerando cada classe respetivamente

1. CLASSE I

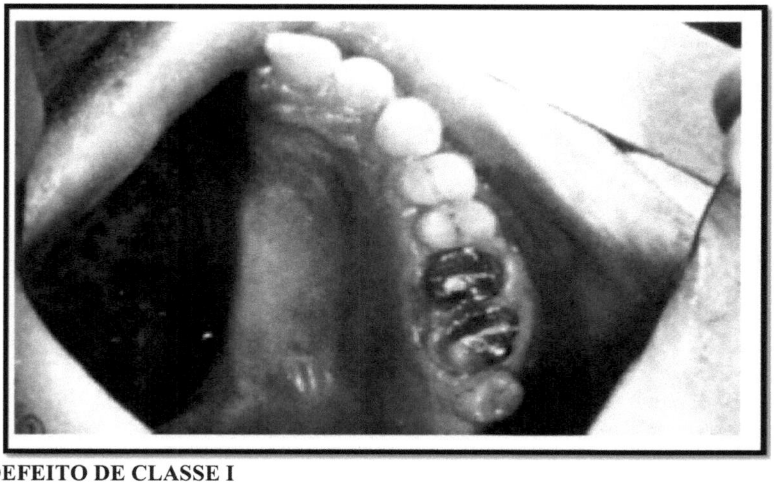

Fig. 8.1 DEFEITO DE CLASSE I

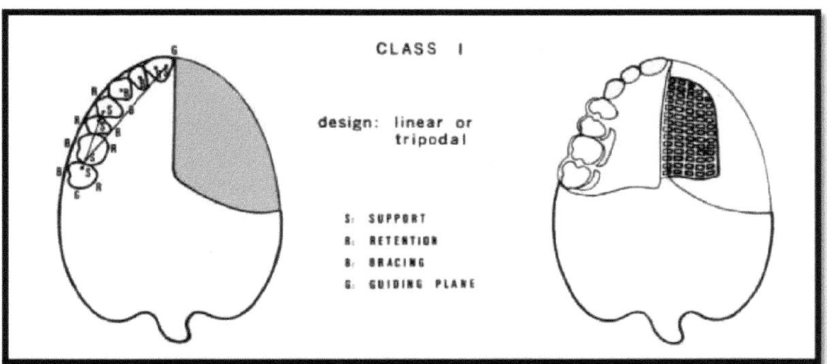

Fig.8.2 (a,b). DUAS CONCEPÇÕES BÁSICAS RECOMENDADAS PARA O DEFEITO DE CLASSE I

• Na ressecção clássica da maxilectomia, a dentição e o osso alveolar são removidos ao longo da linha média. Desjardins recomenda a preservação do osso alveolar adjacente aos dentes que confinam com o defeito.2 O desenho pode ser linear ou tripodal [Fig. 8.2 (a,b)]. Dois ou três dentes anteriores são esplintados sempre que possível, e o suporte é derivado do incisivo central e do dente pilar mais posterior.

• Se a arcada dentária for curva, o princípio da retenção indireta eficaz é utilizado através da localização de um apoio no canino ou na superfície distal do primeiro pré-molar num desenho tripodal. A retenção direta é obtida a partir da superfície vestibular dos dentes anteriores com um desenho de portão ou uma barra em I no incisivo central.

• A retenção posterior é colocada na superfície da fivela dos molares, e o aparelho é localizado palatalmente. Se os dentes anteriores não estiverem incluídos no desenho, recomenda-se um desenho linear. Miller afirma que um desenho unilateral requer retenção bilateral e estabilização nos mesmos dentes pilares. Pode ser utilizado um sistema de retenção e estabilização diagonal oposto. O suporte está localizado de forma linear, e a retenção está localizada nas superfícies vestibulares dos pré-molares e nas superfícies palatinas dos molares. Os componentes estabilizadores são colocados nas superfícies palatinas dos pré-molares e nas superfícies vestibulares dos molares.

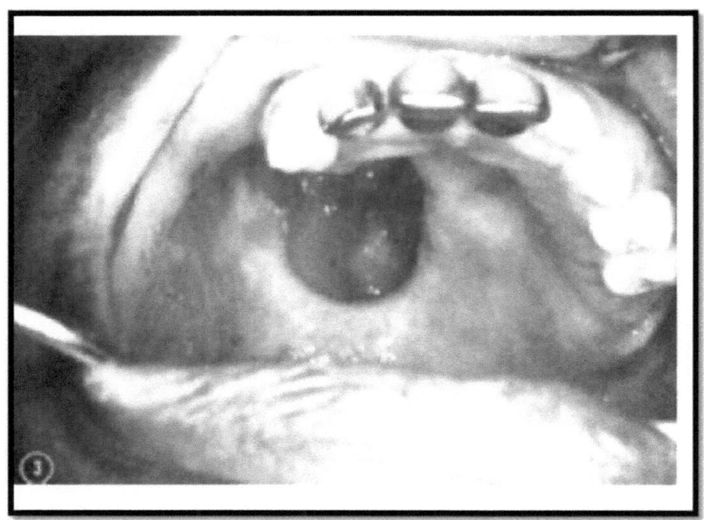

Fig. 8.3 DEFEITO DE CLASSE II

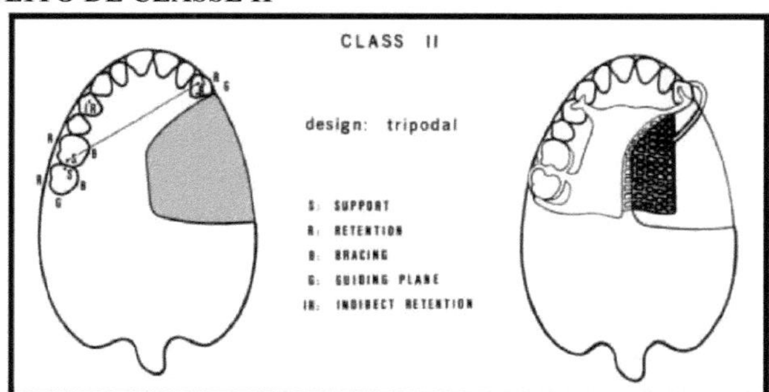

Fig. 8.4 DESENHO DE CLASSE II

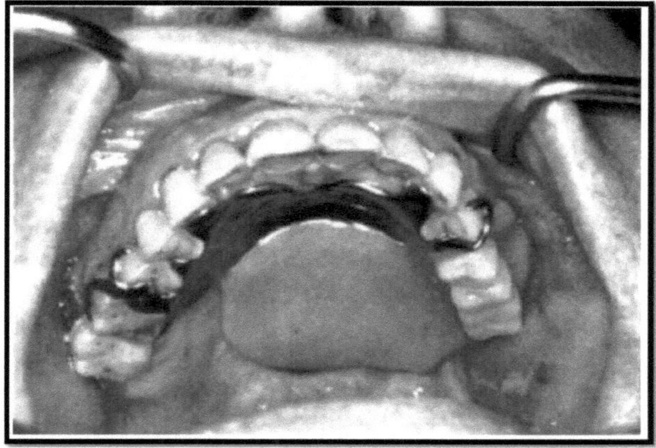

Fig. 8.5 PRÓTESE DE DESENHO DE CLASSE II NO LOCAL

• Nesta classificação, a pré-maxila do lado do defeito é mantida. O desenho bilateral é semelhante ao desenho de uma prótese parcial removível classe II de Kennedy. Recomenda-se um desenho tripodal. Aconselha-se a imobilização dos dois dentes adjacentes ao defeito. O suporte primário é colocado no dente mais próximo do defeito, bem como no molar mais posterior do lado oposto. Um retentor indireto é posicionado tão perpendicularmente à linha de fulcro quanto possível.

• Os planos de orientação estão localizados proximalmente na superfície distal do dente anterior e na superfície distal do molar (Fig. 17). A retenção em todos os dentes pilares está localizada nas superfícies vestibulares, e os componentes estabilizadores são colocados nas superfícies palatinas.

2. CLASSE III

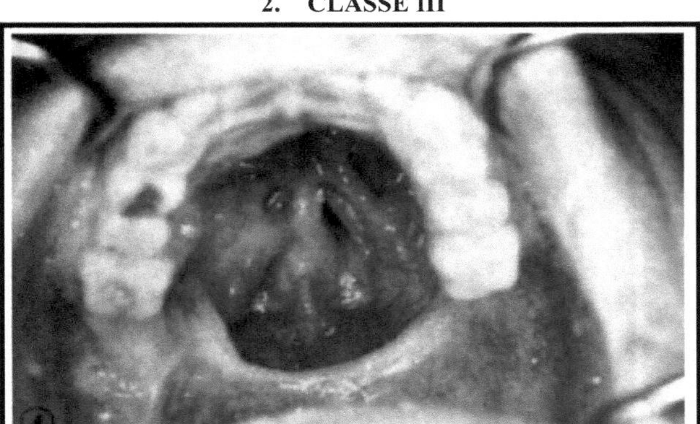

Fig. 8.6 DEFEITO DE CLASSE III

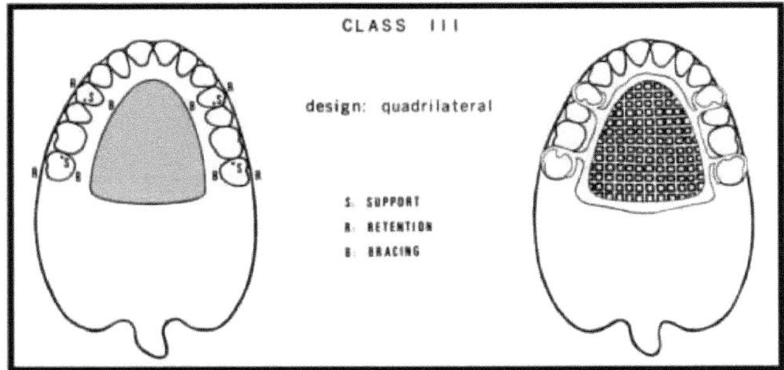

Fig. 8.7 CONCEPÇÃO DE CLASSE III

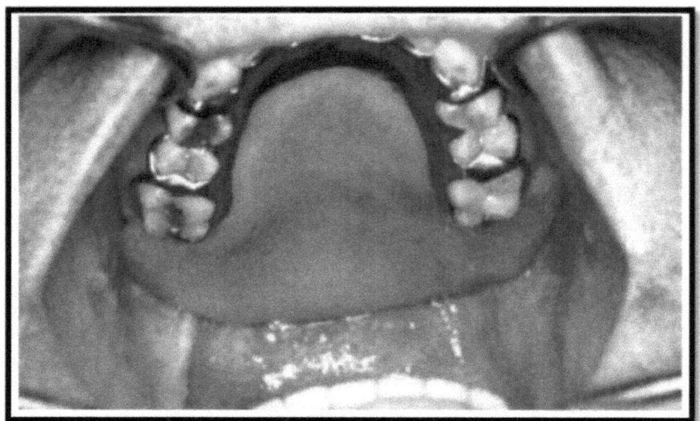

Fig. 8.8 PRÓTESE DE DESENHO DE CLASSE III NO LOCAL

- O defeito está localizado na porção central do palato e toda a dentição está preservada. O desenho é baseado em configurações quadrilaterais. O suporte é amplamente distribuído em pré-molares e molares (Fig. 20). A retenção é derivada das superfícies vestibulares e a estabilização das superfícies palatinas.

3. CLASSE IV

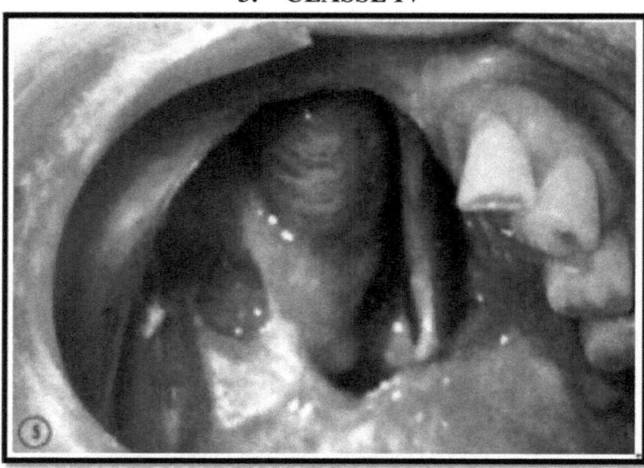

Fig. 8.9 DEFEITO DE CLASSE IV

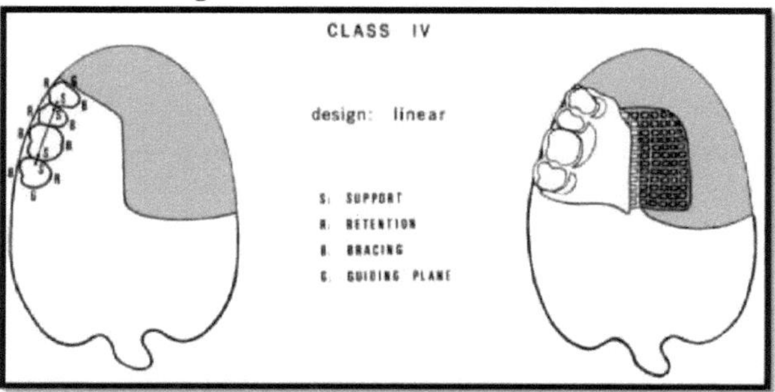

Fig. 8.10 DESENHO DE CLASSE IV

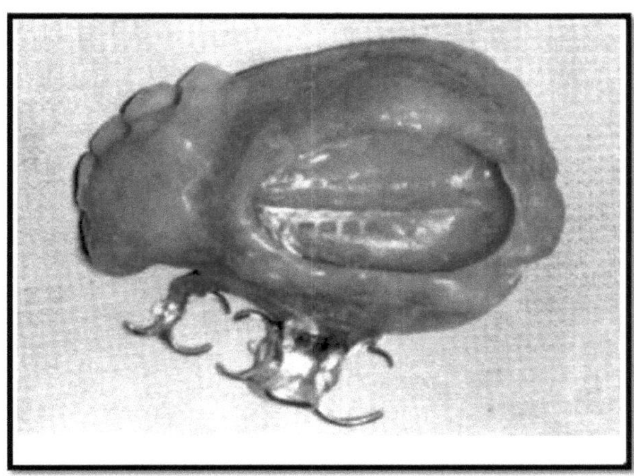

Fig. 8.11 SUPERFÍCIE TECIDULAR DA PRÓTESE PARA O DEFEITO DE CLASSE IV

- O defeito inclui a pré-maxila no lado não operado. O desenho é linear. O suporte está localizado na parte interna de todos os dentes restantes. A retenção está localizada mesialmente no pré-molar e palatalmente nos molares. Os componentes estabilizadores são palatinos nos pré-molares e vestibulares nos molares.

4. CLASSE V

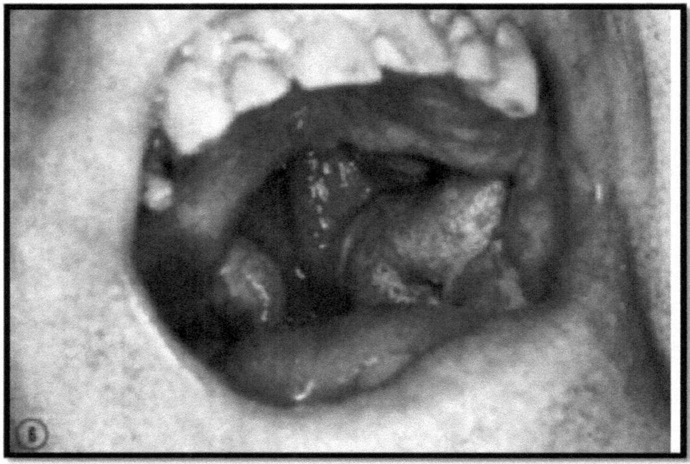

Fig. 8.12 DEFEITO DE CLASSE V

CLAyy V

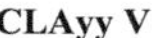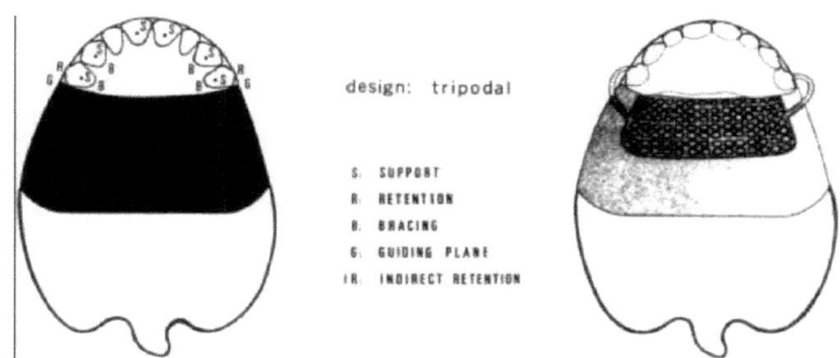

Fig. 8.13 DESENHO DE CLASSE V

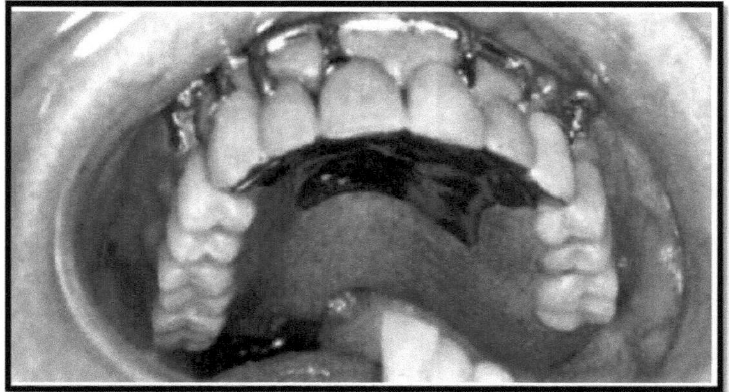

Fig. 8.14 É utilizada uma tala de porcelana fundida com ouro nos seis dentes anteriores e é utilizada uma prótese obturadora de charneira para restaurar um defeito de Classe V.

- Os dentes anteriores são preservados, e os dentes posteriores, o palato duro e partes do palato mole são ressecados. Sugere-se a esplintagem de pelo menos dois dentes pilares terminais de cada lado. Os grampos I-bar são colocados bilateralmente na superfície vestibular dos dentes mais distais, e a estabilização e o suporte estão localizados nas superfícies palatinas. Esta é basicamente uma configuração tripodal. Uma prótese tipo gate é uma alternativa viável para estes pacientes.

5. CLASSE VI

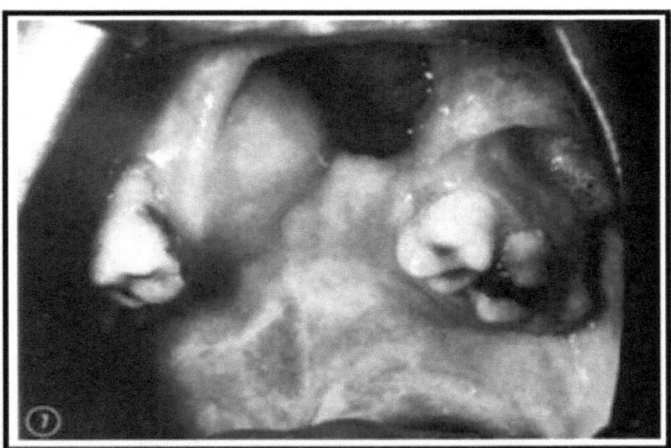

Fig. 8.15 DEFEITO DE CLASSE VI

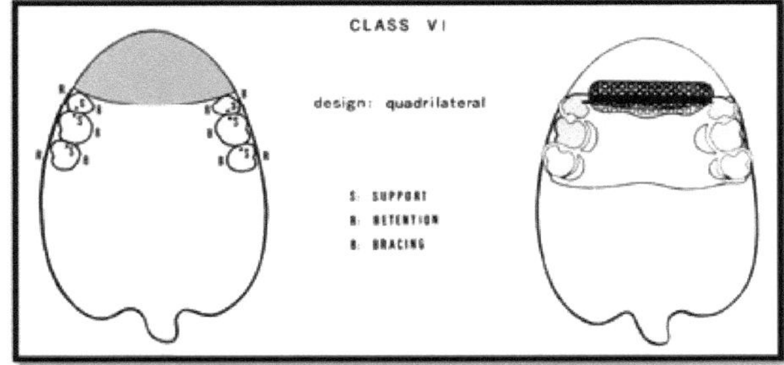

Fig. 8.16 DESENHO DE CLASSE VI

CAPÍTULO 7

AJUDAS À RETENÇÃO

- Os defeitos palatinos anteriores, a classe menos frequente, são causados mais frequentemente por trauma do que por cirurgia. Nestes defeitos, dois dentes anteriores são esplintados bilateralmente e ligados por uma barra de esplintagem transversal. Pode ser utilizado um grampo de fixação sem uma estrutura parcial elaborada. Se o defeito for grande, ou se os dentes remanescentes não estiverem em condições óptimas, segue-se um desenho quadrilateral.

II. Procedimentos protéticos

• Após a consideração do desenho e a aceitação do plano de tratamento pelo paciente, a preparação da boca é concluída conforme descrito.

• Antes de obter a impressão preliminar, o rebaixo palatino medial no defeito deve ser bloqueado com gaze lubrificada com petrolato. A porção lateral do defeito deve ser registada com esta impressão, uma vez que estes contornos serão necessários para fabricar a moldeira para a impressão do molde alterado.

• A estrutura de metal fundido é então concebida de forma normalizada. As linhas de acabamento da estrutura metálica fundida devem ser estabelecidas na mucosa palatina 2 a 3 mm lateralmente à margem medial do defeito

• A retenção para a porção obturadora deve estender-se lateralmente bem para dentro do defeito e estar localizada aproximadamente 2 mm superiormente ao contorno palatino normal. A colocação da retenção num ponto alto do defeito dificulta a confeção do obturador oco.

• Quando a estrutura assenta corretamente e foi aliviada fisiologicamente (Thompson et al 1977), os cortes inferiores indesejáveis são bloqueados com cera de placa de base. A resina acrílica é moldada na estrutura e no defeito para preparar a moldagem alterada.

• A prótese é colocada na boca e verificada quanto às extensões e à proximidade dos tecidos. O plástico de modelação é aliviado e a impressão do molde alterado é completada com material de impressão elástico.

• A estrutura é separada, a impressão é encaixotada e vertida em gesso dentário. Seguem-se os procedimentos protéticos convencionais para completar a prótese. O obturador é formado através de uma técnica oca que será discutida mais tarde no capítulo seguinte.

INTRODUÇÃO

Os doentes com defeitos maxilofaciais têm normalmente dificuldades na fala, deglutição e mastigação. Estes doentes podem também demonstrar uma diminuição da sensibilidade na área ressecada, fraca competência labial, prejuízo estético e psicológico, formação de tecido cicatricial, trismo e xerostomia, especialmente se o doente receber radioterapia para além da ressecção cirúrgica e da formação de crostas nos tecidos. Após o tratamento cirúrgico da região maxilofacial, a retenção e a estabilidade do obturador cirúrgico ficam comprometidas e requerem uma prótese provisória mais retentiva e melhorada para restaurar a função e a estética.

A perda da área de suporte da dentadura palatina e dos rebaixos de retenção vestibulares deixa uma base anatomicamente deficiente para a construção da prótese. Robinson relatou o uso de estabilizadores magnéticos embutidos numa barra de silicone suspensa acima dos zigomas para ajudar na retenção de uma prótese completa para um paciente com hemi-maxilectomia. A utilização de ímanes para auxiliar o obturador maxilar provisório de um grande defeito orofacial pode melhorar significativamente o bem-estar físico e psicológico do doente durante o período muito crítico da reabilitação. O defeito maxilar pode ser reabilitado protéticamente com um obturador retido por acessórios resilientes extracoronários. Foram utilizadas unidades de metal fundido ligadas a resina para reter e estabilizar o obturador através da modificação do contorno do pilar, da adição de elementos de retenção e da ferragem do pilar primário.

Um ponto importante a ter em conta é que, qualquer que seja o método de retenção escolhido, este deve ser "amigo do doente", ou seja, o doente deve ser capaz de lidar com o sistema e, acima de tudo, confiar totalmente nele e ter plena confiança quando utilizar a prótese.

CRITÉRIOS DE SELECÇÃO DE ANEXOS

* Necessidade de um caso individual
* Localização e dimensão do defeito
* Osso disponível
* Expectativas protéticas do paciente
* Capacidade financeira do doente
* Escolha pessoal e conhecimentos clínicos do dentista
* Experiência e conhecimentos técnicos dos técnicos de laboratório. `''''''`

CLASSIFICAÇÃO ESQUEMÁTICA:
CLASSIFICAÇÃO DOS DISPOSITIVOS DE RETENÇÃO

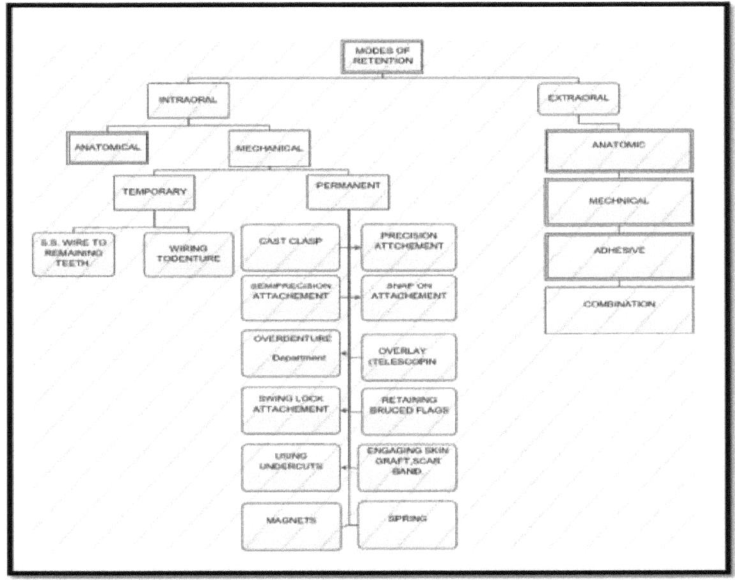

Fig. 9.1. CLASSIFICAÇÃO DOS DISPOSITIVOS DE RETENÇÃO

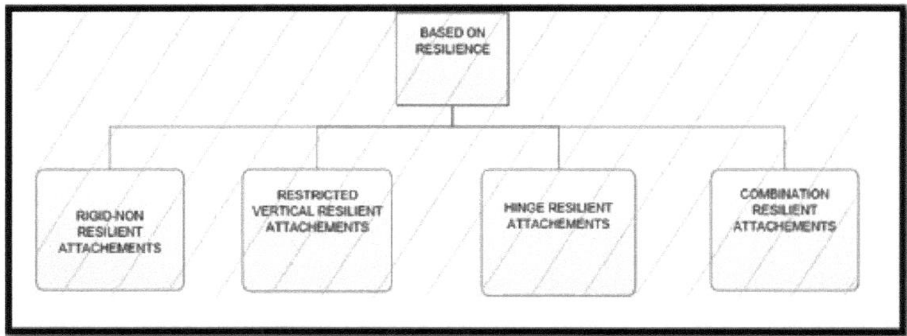

Fig. 9.2 TIPOS DE ACESSÓRIOS

BASED ON ALLOY USED:
Cobalt containing ......AlNiCo v, Co-Pt. Co 5Sm
Non Cobalt containing..........Nd-Fe-B, Samarium iron nitride
BASED ON ABILITY TO RETAIN MAGNETIC PROPERTIES:
Soft(easy to magnetize or demgnetize).....Pb-CoNi alloy, Pb-Co alloy, Pb-Co-Cr.
Hard(retaim magnetism permanently)......AlNiCo alloy, Co-Pt, Co5Sm.
BASED ON ARRANGEMENT OF POLES:
Reversed pole
Non reversed pole
BASED ON TYPE OF MAGNETIC FIELD
Open field
Closed field.

Fig. 9.3 TIPOS DE ÍMÃS

1. PRÓTESE INTRA-ORAL:

1) Retenção anatómica para próteses intra-orais: podem ser utilizados factores anatómicos, tais como rebaixos e concavidades. O interior do defeito cirúrgico pode ser utilizado para reter a prótese.

Extensão ao longo de áreas-chave: Pode obter-se uma retenção adicional estendendo a prótese ao longo da superfície nasal do palato mole e ou anteriormente na abertura nasal. Se o vómer tiver sido removido na cirurgia, existe um corte inferior superiormente ao longo da margem medial. Mas este rebaixo ósseo é revestido por mucosa respiratória, pelo que esta área tem uma utilização protética limitada, a menos que sejam utilizados obturadores flexíveis.

2. RETENÇÃO MECÂNICA PARA PRÓTESES INTRA-ORAIS

A) PRÓTESE PROVISÓRIA :

O objetivo da prótese imediata é servir o doente durante o período pós-operatório imediato por um período limitado. Um fio de aço inoxidável forjado de calibre 18 pode ser rapidamente adaptado a um molde dos dentes remanescentes para reter a prótese. Recomenda-se a ligação da prótese aos ossos infra-orbitais ou zigomáticos para obturar um defeito maxilar em pacientes edêntulos. A parte superior é ligada através de um fio circumzigomático e a parte inferior através de um fio circumandibular. Os meios de retenção provisórios comummente utilizados são: Clasps, Fio de fixação, Sutura, Parafuso e Pino ósseo, bandas de aço inoxidável pré-formadas ou coroa.

B) PRÓTESE PERMANENTE:

A substituição protética de defeitos tecidulares depende frequentemente de próteses amovíveis que são retidas por grampos nos dentes. Juntamente com a retenção, os componentes estabilizadores têm de ser concebidos com muito cuidado para tornar os componentes de retenção eficazes. O desenho do fecho é diferente de uma prótese parcial convencional em dois aspectos: i) O número de fechos é maior. ii) Os componentes de retenção devem ser amplamente distribuídos para que os movimentos de rotação sejam resistidos de forma mais eficiente.

1) PRÓTESE PARCIAL FUNDIDA

a) Fecho circunferencial: recomendado no retentor posterior, uma vez que este modelo proporciona um reforço adicional no plano horizontal. São utilizadas várias modificações do fecho circunferencial em situações específicas adequadas, como o fecho em anel, o fecho em cunha e o fecho em anel.

Fecho de barra: surge da estrutura da base da prótese e aproxima-se do rebaixo retentivo a partir da direção gengival. O retentor da barra em I nos dentes adjacentes à área edêntula é posicionado de modo a rodar mais para dentro do rebaixo e a desengatar-se quando o doente incisa o bolo alimentar.

2) ACESSÓRIOS DE PRECISÃO

O realce estético e a rigidez funcional proporcionados pelos attachments são características favoráveis a situações clínicas como defeitos de classe 3 (classificação de aramany para maxillectomia)

3) ACESSÓRIOS DE SEMIPRECISÃO

Estes acessórios são formados nos padrões de cera utilizando um mandril especialmente moldado montado num paralelómetro.

4) FIXAÇÃO DE ENCAIXE

Uma barra de Baker e uma barra de Anderson é uma haste que liga duas coroas de pilar e o clip engata nesta haste.

5) OVERDENTURES

Pode obter-se uma retenção melhorada revestindo a sobredentadura com um dos revestimentos de prótese resilientes para utilizar os rebaixos dentários disponíveis.

6) SOBREPOSIÇÃO (TELESCÓPICA)

Indicado quando ocorre uma alteração importante na dimensão vertical e cêntrica, como no CLCP e na mandíbula prognática. A melhoria estética e a rigidez funcional proporcionadas pelos attachments são características favoráveis a situações clínicas como defeitos de classe 3 (classificação de aramany para maxilectomia) **7)SISTEMA SWING LOCK**

Os dentes naturais remanescentes e é complementado por uma barra labial com os seus suportes de retenção. A razão para utilizar o desenho de bloqueio de balanço em próteses maxilofaciais é a sua vantagem de proporcionar uma grande quantidade de retenção e estabilidade através da imobilização dos dentes posteriores.

8) IMPLANTES INTRA-ORAIS:

Apesar das extensas medidas cirúrgicas de reconstrução, o restabelecimento das condições morfológicas após a remoção de lesões malignas só é eficaz se forem utilizados implantes endósseos como elementos de suporte das próteses.

A colocação de implantes osseointegrados tem um efeito dramático na função da prótese facial em termos de melhor retenção, estabilidade e suporte [95,98,99,100,101,102,103,104]

Os implantes de titânio foram colocados para a fixação de próteses de orelhas, nariz e olhos. Proporcionam a forma mais fiável de retenção para próteses maxilofaciais, o que também melhora a função da prótese, uma vez que um bom ajuste marginal torna as margens finas menos visíveis.

A ponte de implantes Marius é uma reabilitação protética para o maxilar superior completamente desdentado com reabsorção moderada a grave.

LOCAL E NÚMERO DO IMPLANTE:

- A localização mais ideal para implantes em pacientes edêntulos com maxilectomia total é a pré-maxila residual.

- Para a prótese nasal, o local preferido é a região da maxila e o pavimento anterior do nariz, com barra de tecido e desenho de clipe.

- Para a prótese ocular, o local preferido é o rebordo supraorbital ou o rebordo lateral da órbita.

Defeito da face média - são necessários três a quatro implantes.

Prótese auricular - são necessários um a dois implantes.

A barra de retenção é disposta de modo a ficar perpendicular à linha média e paralela ao plano oclusal.

Quando a carga oclusal é aplicada posteriormente, a prótese é comprimida nas superfícies de suporte da prótese e os clipes de retenção permitem que a prótese rode livremente à volta da barra. Este desenho permite que a maioria das forças oclusais sejam direccionadas ao longo do eixo longo dos implantes. Os implantes podem ser colocados em dois locais de cúspide. A barra Hader pode ser utilizada para retenção. Os defeitos maxilares com apenas uma ou ambas as tuberosidades remanescentes são particularmente difíceis de restaurar. Os encaixes do tipo anel em "O" são preferidos porque permitem que a prótese rode em várias direcções quando é aplicada uma carga oclusal ou quando a prótese cai devido à gravidade.

9) ÍMÃS: Os acessórios magnéticos dentários foram aplicados como uma estrutura de retenção e um conetor entre uma prótese parcial removível e um obturador e um obturador e um conetor. Em medicina dentária, são utilizadas as propriedades atractivas e repulsivas dos ímanes. Os acessórios magnéticos (auxiliares de retenção) nos dentes e nos implantes podem ser utilizados para melhorar a estabilidade, o apoio e a retenção das próteses.

As forças de atração têm sido utilizadas através da implantação de ímanes no osso alveolar, na raiz ou nos tecidos moles, ao contrário dos pólos magnéticos que são incluídos na prótese sobrejacente. Um dos ímanes mais antigos foi o par Alnico. Trata-se de uma liga magnética permanente de ferro, cobalto, níquel e alumínio. Foi utilizado para manter o assento de próteses completas maxilares e mandibulares com a ajuda da sua repulsão mútua de pólos semelhantes.

Os ímanes foram colocados por baixo dos pré-molares e molares das bases das dentaduras, com os pólos orientados um para o outro. Mas a desvantagem deste sistema era o grande tamanho necessário para conseguir uma força repulsiva adequada para reter as dentaduras no lugar quando os maxilares estavam separados. Assim, os ímanes foram usados como ajuda de retenção para próteses seccionais, hemi-maxillectomia, obturadores, próteses completas, cristas extensivamente atrofiadas. Estão disponíveis vários tipos de acessórios magnéticos, divididos de acordo com as propriedades mecânicas do desenho dos acessórios e a indicação clínica.

PRÓTESE EXTRA-ORAL
1) RETENÇÃO ANATÓMICA
Próteses nasais: A remoção parcial e total do tecido nasal pode criar uma variedade de possibilidades anatómicas de retenção devido aos espaços subdefeitos proporcionados pela cavidade nasal e pelo seio maxilar. A remoção parcial do nariz pode ser tratada através de uma prótese do tipo "patch", utilizando projecções suaves nos rebaixos para retenção. Se os seios maxilares estiverem abertos, proporcionam um grande espaço lateral para retenção. A extensão suave no rebaixo superior pode ancorar a área da ponte da prótese.

Prótese auricular: A remoção parcial da orelha ou a reconstrução parcial pode deixar tecido que pode ser adequado para o suporte de uma prótese. Ao envolver várias convoluções do tecido remanescente, podem ser feitas próteses que ficarão retidas com algum grau de segurança. O canal auditivo externo aberto pode ser utilizado para a retenção e localização de próteses auriculares totais em doentes devidamente seleccionados. Esta área de retenção, quando utilizada com uma peça de têmpora de óculos tensionada medialmente sobre a margem superior, pode reduzir ou eliminar a necessidade de adesivos na retenção da prótese auricular.

Prótese orbital: Estes defeitos apresentam geralmente um rebordo orbital intacto e um espaço maior para o defeito atrás do rebordo. Utilizando estes cortes inferiores, a prótese pode ser mantida.

2)RETENÇÃO MECÂNICA
A) ÓCULOS PARA RETER PRÓTESES EXTRA-ORAIS
Para a retenção externa, os óculos são o meio mais satisfatório. Se o doente não tiver efeitos oculares, deve ser utilizado vidro simples. As próteses orbitais, nasais e auriculares são fixadas a estas armações.

B) CORREIAS
C) ADESIVOS:
O adesivo ajuda na retenção, selamento marginal, adaptação do rebordo e recorre a prótese contra o deslocamento acidental. O material é necessário para auxiliar a retenção nos seguintes casos:
A)   grande ferida cirúrgica.
B)   paladar plano.
C)   tuberosidades maxilares não existentes.
D)   ausência de cortes nos tecidos moles na área da cirurgia.
E)   diminuição do fluxo salivar.
F)   perda da prótese superior imediata.

Estas estão disponíveis em duas formas: líquida (à base de acrílico ou silicone e fita adesiva de dupla face).

a) Adesivos de resina acrílica: Os adesivos de resina acrílica consistem em resina acrílica dispersa num solvente aquoso que, quando evaporado, deixa uma substância semelhante à borracha. O adesivo Pros-Aide e o adesivo Epithane -3 são exemplos de adesivos de resina acrílica.

b) Adesivos de silicone: São uma forma de silicones de vulcanização à temperatura ambiente, normalmente dissolvidos num solvente. Assim que o adesivo é aplicado, o solvente evapora-se e o resultado é um adesivo pegajoso. O adesivo médico Hollister e o adesivo médico Dow Corning 355 são exemplos de adesivos de silicone.

c) Fitas sensíveis à pressão: Estas fitas são constituídas por uma tira de suporte composta por tecido, papel, folha de alumínio ou uma tira laminada revestida com um adesivo sensível à pressão. A bi- face da 3M é um exemplo deste tipo de adesivo.

a)   Anexos verticais resilientes com restrições

A prótese pode mover-se para cima e para baixo, sem movimentos laterais, de inclinação ou de rotação.

b)   Acessórios resilientes para dobradiças

Este tipo de fixação resiste a todas as forças de inclinação lateral, de rotação e de derrapagem.

c)   Combinação de acessórios resilientes

Os acessórios deste tipo permitem movimentos verticais e de articulação sem restrições. Este acessório transfere uniformemente a componente vertical das forças mastigatórias para todo o comprimento do rebordo residual. Ex: A articulação em barra Dolder .

d)   Acessórios resilientes rotativos

Este tipo de fixação permite um movimento vertical de articulação e rotação. Ex: fixação por pinos

e)   Fixações resilientes universais

Estes acessórios permitem movimentos verticais, de articulação, de translação e de rotação. Por exemplo: acessórios magnéticos

CONCLUSÃO

O sucesso da maioria das próteses maxilofaciais depende da retenção. O problema da retenção nas próteses maxilofaciais é um grande desafio para o protésico, pelo que, aquando da conceção de uma prótese, deve ser tida em conta a retenção da da prótese. Na prótese maxilofacial existe uma grande variedade de tipos de métodos para obter retenção e estabilização.

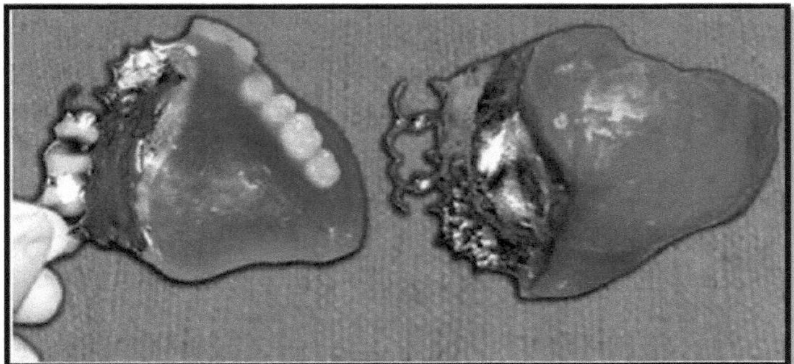

Fig. 9.4 OBTURADOR RETIDO DE DENTES PARCIAIS DE FUNDIÇÃO

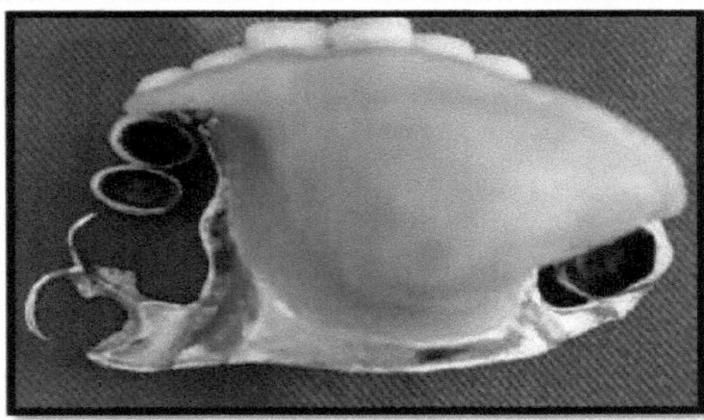

Fig. 9.5 OBTURADOR RETIDO COM ACOPLAMENTO DE PRECISÃO

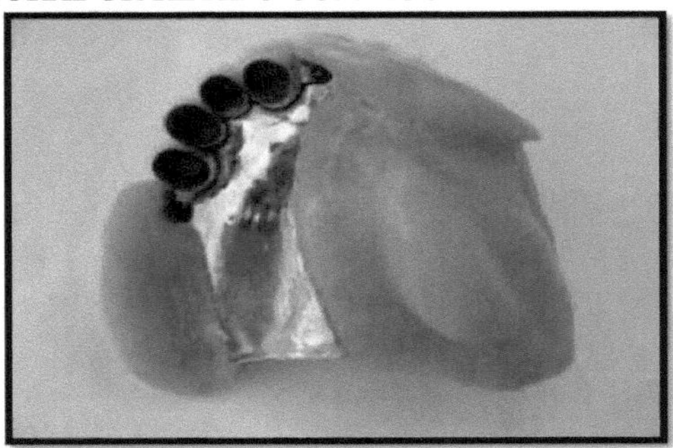

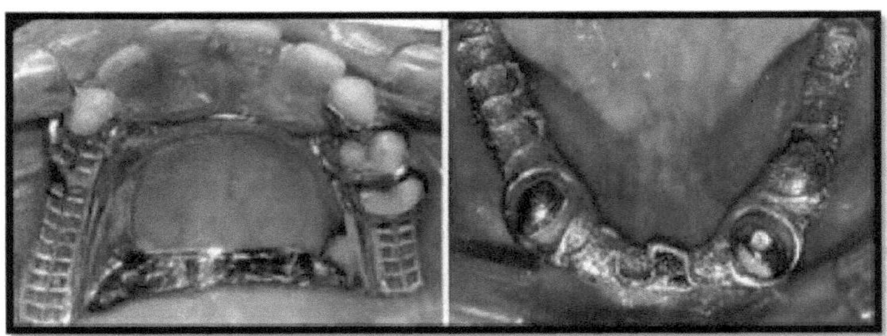

Fig. 9.6 OBTURADOR RETIDO POR ÍMÃS

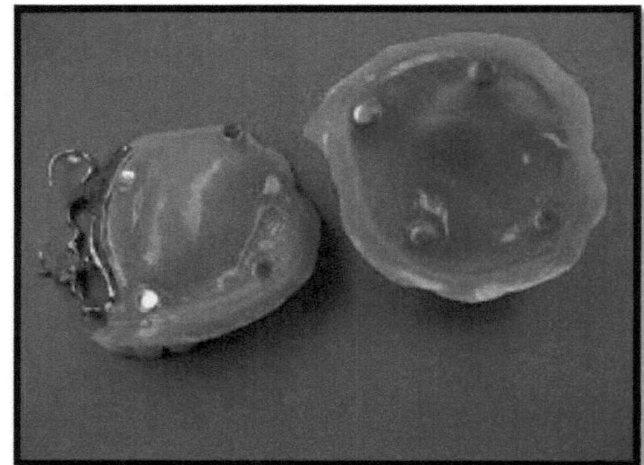

Fig. 9.7 OBTURADOR RETIDO POR ÍMÃS

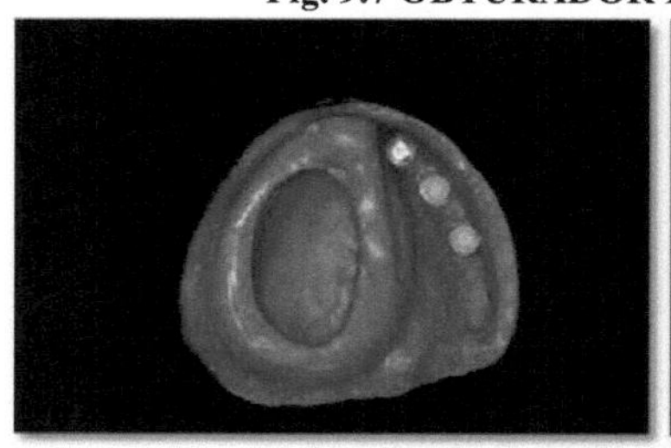
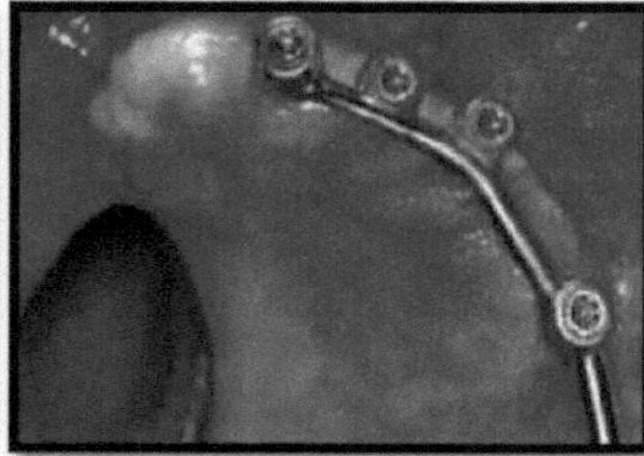

Fig. 9.9 OBTURADOR RETIDO POR IMPLANTE

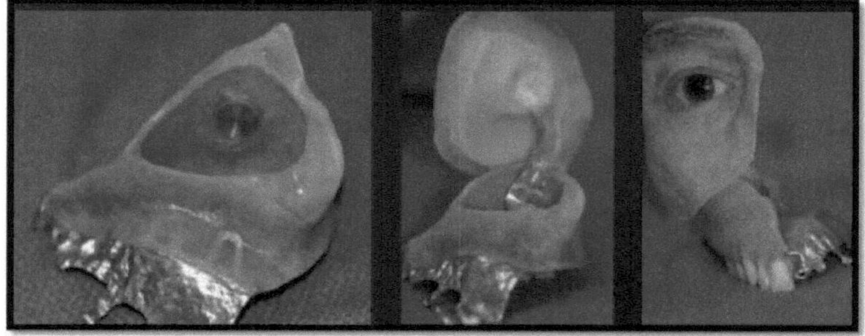

Fig. 9.10 OBTURADOR RETIDO DE PRÓTESE ORBITAL

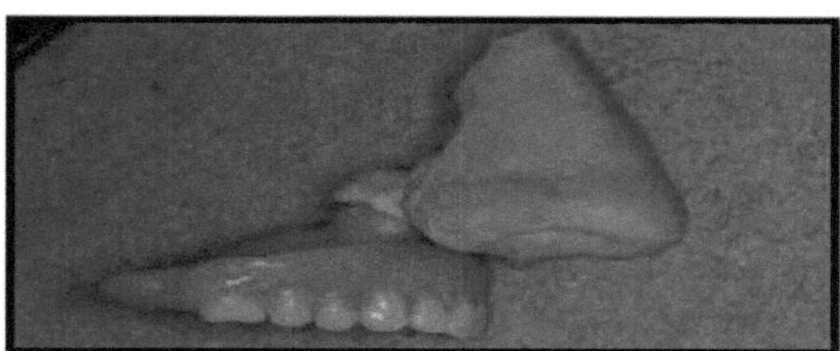

Fig. 9.11 OBTURADOR RETIDO PELO NARIZ

58

CAPÍTULO 8

REVISÃO DOS PROCEDIMENTOS PARA A FABRICAÇÃO DE OBTURADORES

OBTURADORES Oco Os obturadores devem ser ocos e leves, para que os dentes e as estruturas de suporte não sofram tensões desnecessárias.

VANTAGENS DO OBTURADOR OCO

1. O peso da prótese é reduzido e é leve e eficiente.
2. Diminui a pressão sobre os tecidos circundantes e ajuda à regeneração.
3. Não provoca atrofia excessiva e alterações fisiológicas do equilíbrio muscular.

TÉCNICAS DE REALIZAÇÃO DO OBTURADOR OCO

São utilizadas várias técnicas para fabricar um obturador oco. As mais utilizadas são:

1. Obturador oco de duas peças
2. Obturador oco de uma peça

I. FABRICAÇÃO DE UM OBTURADOR DE LÂMINA DE FURO DE UMA PEÇA (Por

Chalian e Barnett).

a. Após a prova de cera da prótese de teste, a prótese é revestida com cera e finalmente encerada como qualquer prótese convencional. A prótese é colocada num frasco e fervida da forma habitual.

b. Quando o molde estiver completamente lavado com água a ferver e completamente seco, é construído um calço. As áreas de corte inferior no defeito são bloqueadas e toda a área do defeito é aliviada com uma espessura de cera de placa de base.

c. Construção de calço de resina acrílica autopolimerizável

Três paragens suficientemente profundas para alcançar a pedra subjacente do molde mestre também permitem a espessura do acrílico termopolimerizável no lado palatino da prótese A resina de autopolimerização é misturada e enrolada até cerca de 2 mm de espessura depois de atingir a fase de massa. Uma camada de resina é então contornada sobre o relevo de cera no lado do defeito, com outra camada sobre a cera na metade superior do frasco. O frasco é então fechado e deixado a endurecer durante um mínimo de 15 minutos.

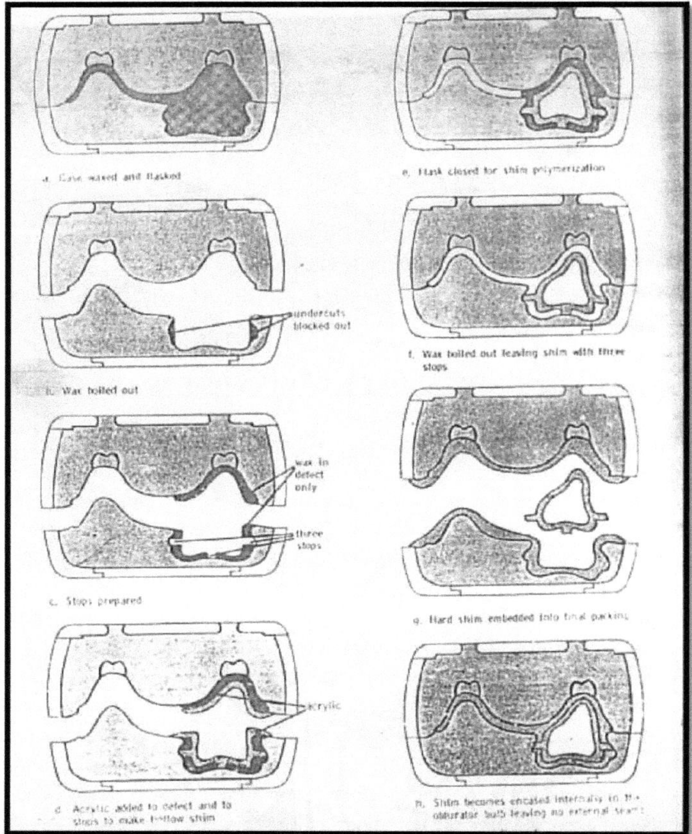

Fig. 10.1 Desenho esquemático da construção de um obturador oco de peça única.
REVISÃO DOS PROCESSOS DE FABRICO DE OBTURADORES OCOS

> Após a cura, o frasco é aberto e a cera é expelida do calço com um jato de água a ferver. O excesso de acrílico é removido e o calço é recolocado utilizando os 3 batentes como guia. A resina acrílica de cura a quente é misturada e uma camada é colocada no fundo do defeito, e o calço é inserido para o processamento final.

> A resina de cura térmica é colocada no frasco superior e a caixa é embalada sob pressão (1000 libras). Após o fecho final, a caixa é curada, desempacotada, acabada e polida da forma habitual.

VANTAGENS

i. Não existem linhas de demarcação na prótese para descoloração.

ii. As zonas de corte inferior do defeito são suficientemente espessas para permitir um ajustamento, se necessário.

iii. É simples e consome muito pouco mais tempo de laboratório do que uma prótese convencional.

iv. A exatidão é garantida.

II. FABRICAÇÃO DE UM OBTURADOR DE LÂMPADA DE DUAS PEÇAS (Ac. a

BOB PALMER e COFFEY em 1985)
Método:
1. Fazer uma impressão que inclua o defeito palatino a ser obturado.
2. Verter um molde de pedra, separar e marcar na borda do molde.
3. Aplica-se um meio de separação adequado à superfície da pedra e a argila é esculpida no defeito palatino e no alvéolo em falta.

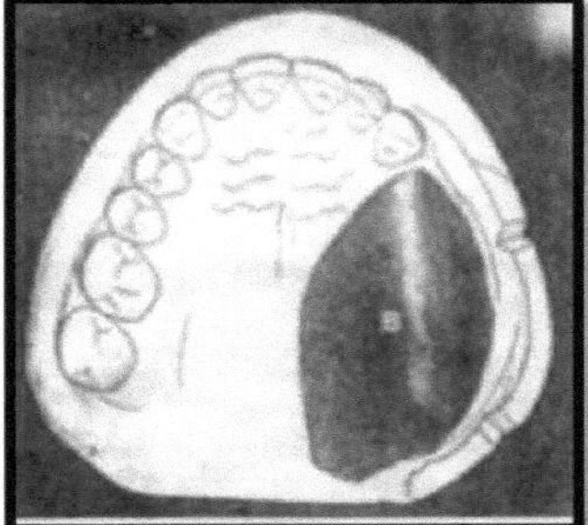
Fig. 10.3

4. Verter o gesso sobre o barro, incluindo as chaves no molde mestre.

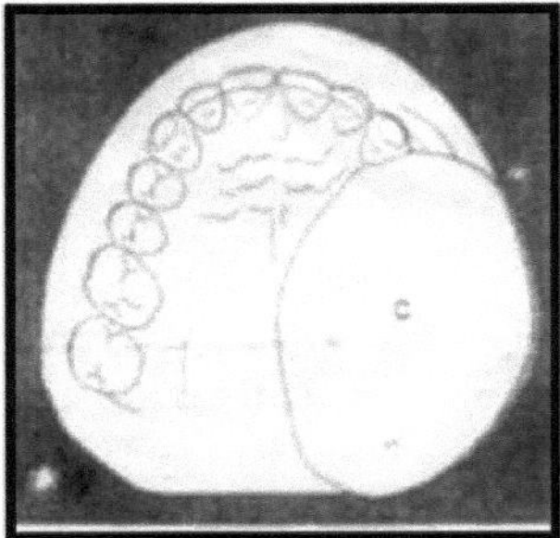
Fig .10.4

5. Retirar a tampa de gesso quando esta endurecer, retirar a argila e deitá-la fora.
\> Revestir o lado do tecido da tampa de plástico com um meio de separação adequado.
\> Investir a tampa de gesso e F no molde mestre, certificando-se de que a resina acrílica é mantida húmida com monómero antes do fecho.
\> Verificar se a chave está bem ajustada e deixar a resina acrílica curar.
\> Retirar e terminar a lâmpada da forma habitual.

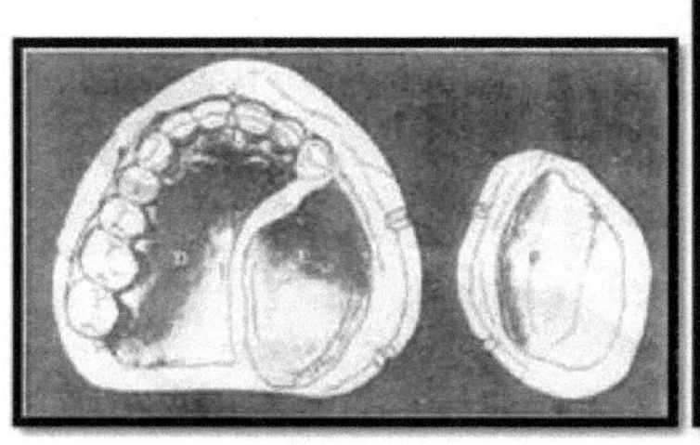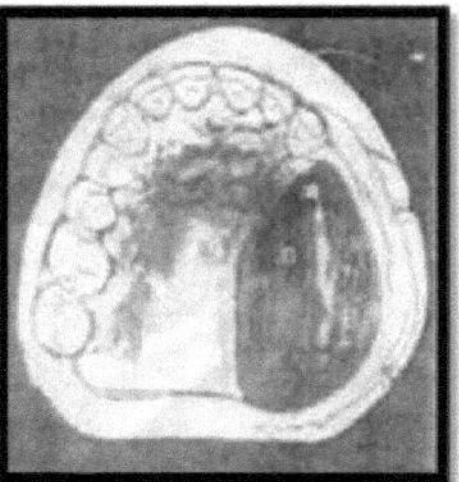

Fig .10.5   Fig .10.6

OUTRAS TÉCNICAS DE FABRICAÇÃO DE OBTURADORES DE BURACO O OBTURADOR DE BORRACHA DE SILICONE - Descrito por Rahn e Boucher.

Antes do aparecimento dos materiais de prótese resilientes, os obturadores de bolbo oco eram utilizados como meio de obter uma retenção adicional e também como meio de transportar formas suplementares de materiais radioactivos para o tratamento de tumores recorrentes. Mas, por vezes, não era possível utilizar todas as áreas de rebaixamento disponíveis no defeito e a retenção nem sempre era satisfatória.

A maior parte das desvantagens pode ser ultrapassada fabricando a parte da base de tal prótese com um dos materiais de borracha de silicone de grau médico vulcanizado a quente. A sua excelente estabilidade dimensional e o seu carácter resiliente ajudam a proporcionar uma retenção satisfatória, permitindo um encaixe mais próximo das áreas de corte inferior, proporcionando assim uma vedação para as aberturas palatinas. Estes materiais também asseguram a entrega exacta dos tubos de braquiterapia, que devem ser colocados, em fecho e relação íntima com o local do tumor, ao contrário do bolbo de resina acrílica, que não pode passar

MÉTODO DE FABRICO:

\> Depois de duplicar o molde mestre. As porções da coroa dos restantes dentes são cortadas do molde até à fenda gengival. O molde de cera é formado de acordo com o desenho desejado para ser reproduzido no material de borracha de silicone.

\> Quando se utiliza borracha de silicone, deve ser utilizado um frasco que possa ser aparafusado.

Depois de frascar e ferver o padrão de cera, todas as superfícies de pedra são tratadas com material de libertação de moldes de borracha de silicone.

Existem dois tipos de material de folha de borracha de silicone, consoante as necessidades específicas. O material está disponível em vários graus de dureza e pode ser utilizado em conjunto quando é necessário um grau diferente de firmeza numa área específica ou quando é fornecido um reforço através de uma camada de Dacron impregnado de borracha de silicone.

\> O molde é embalado de forma semelhante, tal como a resina acrílica. Durante a fase de enchimento experimental, são utilizadas folhas separadoras de polietileno para garantir a separação e a retirada das metades do frasco. As metades dos frascos são pressionadas uma contra a outra numa prensa de bancada, lentamente, de modo a que o material tipo massa tenha oportunidade de fluir. O excesso de flash é cortado com um instrumento afiado e o reforço necessário, se necessário, em áreas como o frénulo labial, a porção distal ao último dente ou qualquer istmo espesso é efectuado antes do encerramento final.

62

> Após o fecho final, as metades dos frascos são aparafusadas e todo o conjunto é colocado no forno de transformação, que deve ser um forno de calor seco e ar natural

forno de tipo circulante, com um sistema de controlo preciso da temperatura. A circulação de ar permite a saída dos produtos secundários da vulcanização. O frasco é deixado na estufa durante uma hora a 300° F. Depois de retirado, deixa-se arrefecer em bancada e é finalmente separado. A forma moldada pode ser aparada de qualquer excesso de flash neste momento, mas deve ser devolvida ao forno por um período de 4 horas a uma temperatura de 400° F, a fim de completar o processo de cura. É durante este último período de tempo que os subprodutos da vulcanização são expulsos do molde de borracha.

> Após a remoção do forno, a base de borracha é acabada de forma limpa e colocada no molde mestre e a superestrutura da dentadura é construída de forma convencional. A profundidade do defeito é preenchida com cera ou gesso, de modo a que o material da placa de base possa ser adaptado sobre ele, contornando a depressão.

por aplicação de um adesivo de silicone sensível à pressão. Este procedimento facilita o registo intra-oral preciso da relação cêntrica e da dimensão vertical. Após a montagem no articulador, as áreas da unidade de oclusão são definidas e é efectuada a prova de cera.

> Se for utilizado um tampão de cera para contornar a depressão, este é ajustado nesta altura para formar um colar, que se encaixa numa parte da concavidade. Isto proporciona um suporte adicional para o bolbo oco contra a tensão lateral e também permite um maior contacto da superfície com o agente de ligação.

> A superestrutura do modelo em cera é então removida, colocada em frascos separados e, após recuperação, acabada e polida.

> A superfície de contacto com a base da resina acrílica é lixada, desbastada e revestida com um primário de silicone. A base de borracha é limpa com éter ou clorofórmio. Deve-se ter o cuidado de evitar que ambas as superfícies sejam contaminadas por dedos ou qualquer outra coisa.

> O material de ligação permanente entre a resina e a base de borracha é outra forma de borracha de silicone, que cura à temperatura ambiente.

> Para garantir o alinhamento correto, utiliza-se o complemento inferior do articulador, certificando-se de que o pino incisal entra em contacto com a mesa guia e que a dimensão vertical e as relações cêntricas são mantidas. Aquando do fecho do articulador, o excesso de material adesivo será pressionado e preencherá o espaço criado no mesmo. O excesso é cuidadosamente removido. O articulador é mantido junto com elásticos para garantir que os dois componentes não mudam de relação. É necessário um período mínimo de 12 horas para que o adesivo assente. Depois disso, os componentes podem ser acabados com pedra-pomes sem humidade.

II) PRÓTESE INFLÁVEL DO OBTURADOR - descrita por A.G.L.Payne W.G.Welton (1965)

Consiste num balão de borracha de látex ligado a uma prótese por meio de um molde de borracha de silicone, no qual está incorporada uma válvula de ar. O balão é insuflado com ar para preencher o defeito cirúrgico.

PROCEDIMENTO

Preparação da dentadura; A dentadura superior é construída da forma habitual e terminada com o obturador de resina acrílica sólida que se estende apenas cerca de 3 mm para dentro

defeito. Trabalhando a superfície de encaixe, o obturador é escavado tanto quanto possível e um orifício de 1 cm de diâmetro é cortado através do flange labial sobre o dente incisivo lateral. Esta abertura dá acesso à válvula de retenção de ar.

É cortada uma ranhura com 2 mm de profundidade na parte interior da periferia da porção escavada, cerca de 2 mm abaixo do seu bordo.

O mecanismo da válvula:

A válvula de retenção de ar mais adequada é uma válvula de automóvel. Na montagem completa, a válvula é sujeita a um binário quando o insuflador é ligado. Por conseguinte, é necessário colocar etiquetas na manga da válvula para evitar a sua deslocação. Como a válvula deve ser embutida à mão livre em borracha de silicone, é essencial decidir a posição ideal, de modo a que nenhuma parte da válvula ou da sua etiqueta fique exposta. A abertura de saída de ar deve ser selada com cera, e uma coluna de cera é estendida verticalmente para dar uma indicação da posição da válvula após a incorporação estar completa.

Com a válvula apoiada pela frente, espalha-se borracha de silicone no obturador oco, de modo a embutir completamente a válvula. Deve ter-se o cuidado de preencher as ranhuras previamente efectuadas. Após a cura da borracha de silicone, esta é alisada e aparada de acordo com a forma da base do obturador e a coluna de cera é removida até à saída da válvula.

O insuflador:

a anilha é substituída por 2,5 cm de um tubo metálico bem rugoso, com 1,0 mm de diâmetro, que é passado através da tampa da válvula até que cerca de 2 mm do tubo fiquem por cima da anilha. Este tubo é mantido na sua posição central dentro do tubo de maior diâmetro por resina acrílica autopolimerizável. O tubo que se projecta na tampa da válvula é reduzido cuidadosamente até que apenas pressione o núcleo da válvula quando a tampa da válvula é aparafusada firmemente na válvula. Assim, é assegurada uma passagem fácil do ar e a restauração da vedação imediatamente após a remoção do insuflador. A tampa modificada é ligada, por meio de um pequeno tubo de borracha, a um bolbo de ar com uma válvula unidirecional simples.

Montagem e utilização do Obturador

Um balão de látex é esticado sobre a forma de borracha de silicone que contém a válvula. A forma é então pressionada no obturador oco. A forma de borracha de silicone é retida pelo encaixe da borracha de silicone na ranhura inicialmente efectuada. A insuflação do balão faz com que este se estique e se sele automaticamente à resina acrílica do obturador da prótese. O tamanho da insuflação pode ser ajustado e

A experiência determina rapidamente o tamanho mais vantajoso para cada doente. A abertura da válvula na superfície labial é selada com um pequeno tampão de silicone.

Este aparelho apresenta as seguintes vantagens

- Proporciona uma vedação oronasal perfeita e é auto-ajustável às alterações na forma do tecido após a cirurgia

- O balão pode ser insuflado após a inserção e, por conseguinte, este aparelho pode ser utilizado em casos de abertura muito limitada.

- É leve e a sua construção simples permite uma limpeza e manutenção fáceis.

III. FABRICO DE UM OBTURADOR OCO UTILIZANDO DOIS FRASCOS COM PEÇAS INTERMUTÁVEIS.

Esta técnica foi descrita por A.S. El Mahdy'(1969).

PROCEDIMENTO:

a. Flasificação do aparelho: São necessários dois frascos idênticos [frasco U-L e F1 - F2]. As suas metades superior e inferior devem ser intercambiáveis e devem encaixar corretamente. A prótese de prova é colocada no frasco U-L da maneira habitual de colocar uma prótese de prova superior.

b. Eliminação da cera: Mergulhar o frasco U-L em água quente, abrir e eliminar a cera. Secção transversal do frasco U-L após eliminação da cera.

U - metade superior, L - metade inferior, A - obturador

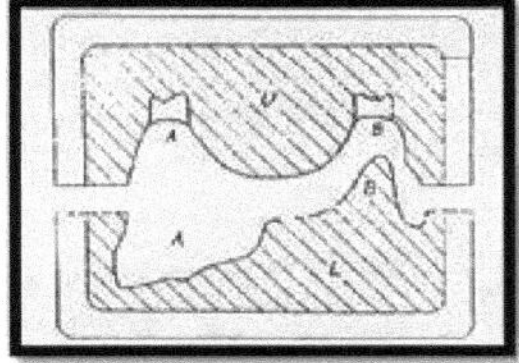

Fig .10.7

c. <u>Encerar as superfícies de impressão da prótese na metade inferior do frasco</u>

<u>[L]:</u> Adiciona-se uma espessura adequada de cera de placa de base para estabelecer a espessura desejada de resina acrílica na parte A do obturador. Esta quantidade de cera deve eliminar todos os cortes inferiores, caso existam. Adicionar uma camada fina de cera à parte B. Cobrir a cera com uma folha húmida de celofane e fazer um fecho experimental das duas metades do frasco U-L. Deve haver contacto metal-metal.

cobrir novamente a cera com celofane húmido e fazer uma segunda tentativa de aproximação. Deve haver contacto metal-metal.

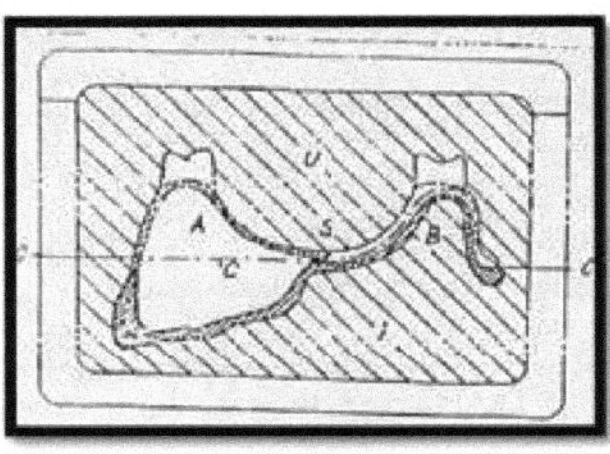

Fig .10.8

> : Corte transversal do segundo fecho de prova do frasco U-L, que mostra o enceramento das metades superior e inferior

d. Preparação do frasco de processamento: Separar as duas metades do frasco U-L. Os dentes da parte convencional da prótese B na metade superior U são protegidos por duas camadas de papel de alumínio grosso, como indicado pela linha pontilhada T. Revestir a superfície interna do segundo frasco F1-F2 com vaselina para facilitar a separação F1 está relacionado com L e F2 com U. Os padrões de cera em L e U são revestidos com gesso colorido.

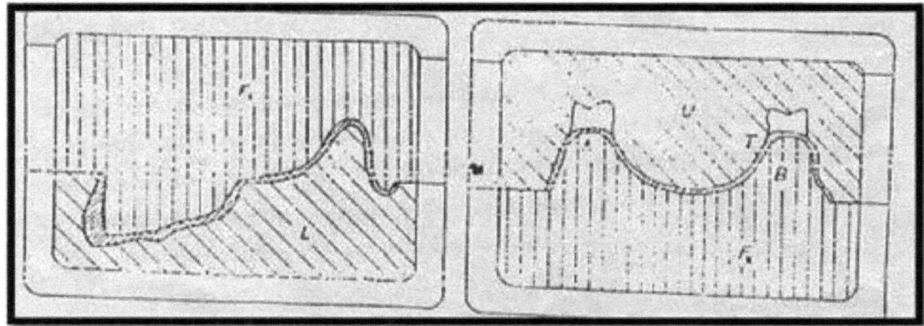

Colocar os moldes de cera que representam as superfícies de impressão do aparelho no frasco F1- L e a superfície polida do obturador no frasco

Fig. 10.9

e. **Processamento da prótese:** Os padrões de cera nos frascos F1-L e F2-U são substituídos por resina acrílica, que é curada na primeira etapa do processamento. Isto é efectuado da seguinte forma. Eliminar a cera dos frascos F1-L e F2-U. A resina acrílica embalada protege a resina acrílica da contaminação pelo gesso do frasco. Separar os frascos.

As secções F1 e F2 desmontam-se mais facilmente do que as secções L e U.

Remover o gesso de revestimento colorido, que identifica F1 e F2, e também remover o celofane da resina acrílica curada. Remova o papel de alumínio (T), que foi utilizado para proteger os dentes na parte convencional da prótese. Não perturbe o conteúdo das secções L e U. Faça um fecho experimental das secções U e L e certifique-se de que é obtido o contacto metal-metal. Qualquer resina acrílica na área de selagem deve ser reduzida à espessura correcta. Limpar as superfícies da resina acrílica e preparar a adição de uma nova mistura de acrílico. Qualquer espessura em excesso pode ser reduzida nesta fase para reduzir ainda mais o volume e o peso.

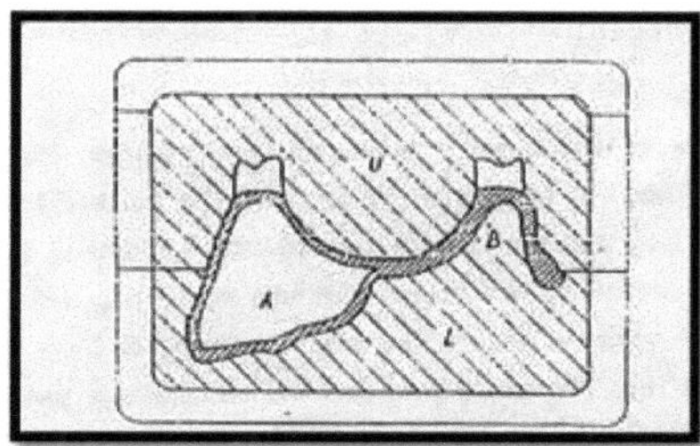

Fig 10.10.

Corte transversal do frasco U-L remontado, que contém o aparelho completo com o obturador de bolbo oco.

f. **Segunda transformação:** Unir as duas metades do frasco U-L. Isto une os dois segmentos previamente processados e irá curar o resto da parte convencional da prótese. Faça uma nova mistura de resina acrílica e coloque-a ao longo dos bordos das duas partes e na área T. Faça um fecho de ensaio para assegurar a existência de resina acrílica suficiente. Retirar o celofane e processar. Voltar a montar e terminar da forma convencional.

As vantagens deste método são as seguintes -

- É possível controlar a espessura e o peso.

IV) **UMA TÉCNICA SIMPLIFICADA PARA O FABRICO DE UM OBTURADOR LEVE.**

Esta técnica foi descrita por Yoshinobu Tanaka, Henry O Gold e Samuel Pruzansky (1977).

Este procedimento não se afasta da técnica habitual de fabrico de obturadores até que a prótese encerada tenha sido fervida e a cera tenha sido fervida na embalagem de preparação com resina acrílica. Utilizaram espuma de poliuretano para o fabrico do núcleo.

PROCEDIMENTO

O defeito é coberto com uma única camada de cera de placa de base. Os cortes excessivamente profundos são bloqueados para facilitar a remoção do núcleo de espuma de poliuretano e para permitir ajustes posteriores sem o risco de perfurar o núcleo. São efectuadas várias perfurações de 2 mm através da cera no topo e no fundo do frasco na região do defeito. São cortadas secções de 4 mm de varetas de resina acrílica curadas pelo calor com 2 mm de diâmetro, colocadas nas perfurações e deixadas a projetar-se aproximadamente 2 mm na região do defeito. As projecções fixam-se à espuma de poliuretano e funcionam como guia para centrar o núcleo. É aplicado um separador de folha líquida na superfície da cera.

A base de espuma de poliuretano é catalisada e aproximadamente um décimo quinto da câmara do defeito é preenchido e o frasco é rapidamente fechado. O frasco é aquecido durante 10 minutos a 120° C numa estufa seca, após o que é aberto e a cera é retirada do núcleo de espuma. A água a ferver não deve ser utilizada para amolecer a cera sobre o núcleo, uma vez que destruirá a espuma. O núcleo de espuma é revestido com um separador impermeável para evitar o contacto direto com o monómero de resina acrílica, que amoleceria a espuma. O núcleo de espuma de poliuretano revestido, com as suas guias de resina acrílica para centrar o núcleo, é revestido com uma fina camada de resina acrílica curada pelo calor, de consistência semelhante a massa de vidraceiro. Uma camada fina de resina acrílica é colocada sobre o defeito em ambas as metades do frasco, que foi tratado com um substituto de folha metálica. O núcleo de poliuretano revestido é pressionado para a sua posição na metade superior do frasco. A resina acrílica adicional é embalada na parte restante e o frasco é então fechado; o núcleo de espuma é suficientemente rígido para suportar a pressão intra-frasco. A resina acrílica é então curada num banho de água quente

seguindo as especificações do fabricante. O obturador terminado é rebarbado, acabado e polido.

VANTAGENS:

i)   Não é necessário fabricar um obturador oco para obter uma redução significativa do peso. O enchimento do núcleo de poliuretano consegue o mesmo resultado, proporcionando uma maior resistência.

ii) Económico devido ao tempo poupado e à facilidade de fabrico.

iii) Redução de dez vezes no peso em comparação com os obturadores de resina acrílica.

REVISÃO DOS PROCEDIMENTOS DE FABRICAÇÃO DE OBTURADORES DE CAIXA

 iv) Fácil de reparar.

V) <u>**OBTURADOR OCO DE SILICONE LIGADO A UM APARELHO DENTÁRIO OCO**</u>

PRÓTESE - Descrita por Robert H. Wood & William Carl (1977) - descreveu uma técnica para o fabrico de próteses, utilizando moldeiras flexíveis para fazer a impressão do defeito.

PROCEDIMENTO: -

É efectuada uma impressão preliminar em alginato e é obtido um molde de diagnóstico. Em seguida, são feitas moldeiras personalizadas no molde de diagnóstico que aproximarão a extensão antero-posterior e vestibular da impressão. Em seguida, é efectuada uma moldagem com hidrocolóide irreversível e é vertido um molde que é utilizado para fabricar uma moldeira de impressão flexível.

A base de borracha de corpo normal é cuspida no defeito do molde e deixada a endurecer. O centro é escavado com um bisturi e uma tesoura para aumentar a flexibilidade. A moldeira flexível é agora revestida com adesivo de base de borracha e a impressão final é efectuada em material de base de borracha de corpo baixo. Devido à sua flexibilidade, o preenchimento do rebaixo é fácil e pode ser efectuado sem perda de qualquer material de impressão. É aplicada uma pressão de assentamento mínima para evitar a distorção e a remoção da impressão final em borracha não constitui um problema.

é vertida. As duas metades são então separadas e a cera é eliminada. A borracha de silicone é misturada com o catalisador e embalada no defeito. O modelo é fechado e rodado durante a polimerização. Antes de inserir o obturador, todas as arestas são aparadas com uma tesoura e pedras. Este é utilizado como obturador temporário.

Wood também descreveu o obturador oco com secção palatina de resina acrílica. Consistia num obturador de silicone ligado à secção palatina oca da dentadura.

Fabrico de obturador de silicone: -

É efectuada de acordo com a técnica descrita por Hahn. Uma espessura dupla de cera de placa de base é adaptada à superfície do defeito no interior do molde sem deixar rebaixos internos e estendida até às brocas palatinas. Um fino anel de cera que serve como lábio de retenção é adicionado ao interior, imediatamente acima do bordo palatino. Uma outra cobertura de pedra com chave que se estende até à cera é vertida para o molde principal.

A borracha de silicone é misturada e colocada no molde e a cobertura é então encaixada e fixada ou mantida com elásticos até que o silicone tenha curado. O obturador resultante REVISÃO DOS PROCEDIMENTOS DE FABRICAÇÃO DE OBTURADORES DE BURACO I é de seguida reposicionado no molde principal e é vertido um núcleo de gesso até ao lábio retentivo.

A resina acrílica autopolimerizável é polvilhada, vertida ou moldada sobre a superfície palatina numa camada fina. A resina acrílica deve ser adaptada sob o lábio retentivo no interior do obturador. A secção do obturador será retida contra a secção de resina acrílica no corte inferior.

Fabrico da secção palatina oca: -A secção dentária da prótese é uma extensão da secção palatina de resina acrílica. Os aros oclusais de cera são adicionados à secção de resina acrílica. Um rebordo de dentes maxilares pode ser pré-montado no laboratório em oclusão com um molde dos dentes mandibulares. O obturador com um rebordo de cera amolecida é inserido na boca e o rebordo dentário montado é colocado contra os dentes mandibulares e mantido enquanto o paciente fecha suavemente a cera. A dimensão vertical da oclusão é determinada pela fonética e pela estética. A prótese de prova em cera é completada com a secção palatina oca, tanto quanto possível, para reduzir o peso. É esculpida uma saliência na cera palatina, imediatamente por lingual, em relação aos dentes.

Após o processamento da prótese, uma a uma espessura e meia de cera da placa de base é adaptada ao rebordo palatino para proporcionar um contorno palatino normal. A folha de As desvantagens deste método são as seguintes -

i)   É grande e pesado, o que dificulta a sua inserção.

ii) A retenção será, na melhor das hipóteses, marginal.

iii) A deslocação vertical ocorre devido à ausência de batentes superiores.

iv)   Esteticamente menos agradável.

v)   Desconforto devido ao contacto com as mucosas.

VI) <u>TÉCNICA QUE UTILIZA O PROCEDIMENTO DE DUPLO INVESTIMENTO PROCESSAMENTO CONTRA GELO:</u> Este procedimento foi descrito por Aaron Schneider (1978)

PROCEDIMENTO:

Fazer um molde mestre da forma habitual e delinear os bordos. Com gesso, bloquear os cortes inferiores criados pela cirurgia. Proceder ao enceramento da base, certificando-se de que a parte interna da cavidade é tão fina quanto possível. Investir o molde com defeito na metade inferior do frasco. Pinta-se o molde de gesso e o enceramento com vaselina e deita-se gesso na metade superior do frasco. Após o endurecimento do gesso, separo o frasco e ponho a segunda parte de lado, cobrindo depois a parte aberta da cavidade com cera para completar um palato completo. Deita-se a terceira parte do frasco e separa-se quando endurece. Lavar toda a cera com água a ferver, limpar bem o gesso e pintar com um meio de separação. Misturar a resina acrílica; embalar a cavidade no primeiro frasco investido. Fazer um ensaio de enchimento várias vezes e retirar todo o excesso de acrílico. Processar da forma habitual. O passo seguinte pode ser efectuado de uma das duas formas seguintes. Encher a cavidade com água e colocá-la no congelador durante a noite ou encher a cavidade com gelo picado. Preparar outra mistura de resina acrílica e, quando se atingir a fase de massa, colocá-la sobre a cavidade cheia de gelo e processar a resina. Retirar o obturador processado do frasco, recortá-lo e polir. Criar um orifício para remover a água, que é posteriormente selado com resina acrílica de cura a frio. Completar

VII) <u>OBTURADOR OCO DE RESINA ACRÍLICA COMPLETAMENTE CURADO PELO CALOR, UTILIZANDO UM MATERIAL DE ENCHIMENTO QUE ESTÁ AUSENTE DE</u>

A PRÓTESE DEFINITIVA. - Descrito por Worley et al (1983) **PROCEDIMENTO:**

Consiste na técnica convencional de disposição dos dentes, festooning, flasking e eliminação da cera. O lado defeituoso é coberto com cera de placa de base em ambos os lados do frasco. A massa de tiras de amianto húmida é envolvida numa folha de celofane húmido e colocada na zona do defeito encerada, fechando-se o frasco. O amianto adapta-se à forma do defeito encerado. A forma final do amianto é preservada e a cera é eliminada. Utiliza-se a técnica do "split pack" para o acondicionamento. A resina acrílica que cobre o defeito deve ter, na medida do possível, a mesma espessura que os bloqueios de cera e não deve haver cortes inferiores de resina acrílica em nenhum dos lados do frasco.

Antes de embalar a resina acrílica, aplica-se um substituto do papel de alumínio e deixa-se secar. A resina acrílica é então embalada e a forma de amianto com celofane à volta é colocada suavemente na área do defeito. Ensaiar o enchimento duas ou três vezes, mantendo sempre a forma de amianto para controlar a espessura da resina acrílica nas paredes do defeito. Antes do fecho definitivo, retirar o celofane da forma de amianto e substituir o celofane por uma folha de elastofane. Colocam-se duas folhas de elastofano entre os frascos para evitar que as duas secções de resina acrílica curem juntas. O frasco é fechado no final e a resina é curada.

Após a cura, o elastofano e o amianto são removidos e uma nova mistura de acrílico

resinas aplicadas nas junções da secção do obturador e da base da prótese e fechadas novamente

para a polimerização. O método, para além de ser preciso, também controla a espessura da prótese obturadora oca.

OBTURADOR ABERTO

Esta técnica foi descrita por Arie Shifman (1983)

TÉCNICA

defeito. Pode ser adicionada cera adicional quando se prevê uma futura redução do obturador. Faça dois orifícios na porção da base do molde, onde o defeito está presente, e cimente 2 brocas de peça de mão. A extremidade proximal das brocas deve sobressair 2-3 cm na porção do defeito. Faça uma embalagem experimental de um material à base de silicone sem o acelerador para determinar a quantidade correcta necessária para preencher a porção do defeito do molde até ao nível do palato remanescente. Misturar a quantidade predeterminada de silicone com o acelerador de acordo com as instruções do fabricante e embalar na porção do defeito.

Depois de o silicone ter endurecido, amoleça e remova o revestimento de cera do molde e remova o silicone endurecido das brocas invertidas. As brocas são o índice para o núcleo de silicone destacável do obturador. Proceder de acordo com a técnica aceite para o fabrico laboratorial de um obturador. Cortar o núcleo de silicone em pedaços e removê-lo do obturador acabado.

Vantagens deste método:

1. O processamento é melhor com uma melhor visão e controlo das extensões adequadas do obturador.
2. A rebarbação é mais fácil e a resina acrílica contra o silicone tem uma superfície mais lisa do que contra o material de gesso.
3. Com este método, a retenção e a estabilidade não são alteradas, uma vez que as alturas das paredes lateral e anterior, bem como as extensões medial e posterior, permanecem inalteradas. O peso também é reduzido de forma favorável.
4. Este desenho melhora a fala e a inteligibilidade, facilita a higiene e é mais fácil de fabricar.

OBTURADOR DE BURACO COM TAMPA REMOVÍVEL - Phansokol & Martin (1985)

É uma alternativa aos obturadores ocos fechados ou abertos e tem os benefícios de ambos e permite ao doente limpar a superfície interna. Nesta técnica, é fabricado um obturador com qualquer técnica aceitável, com o bordo superior de 5 mm de espessura e a pelo menos 5 mm do bordo supero-inferior. Não deve tocar nos tecidos moles. Traça-se uma linha no obturador a 4 mm do bordo superior, utiliza-se uma broca ou disco de fissura grande para fazer um

A borda exterior é revestida com um rebordo. Na metade inferior do rebordo é feita uma ranhura com uma broca redonda n.º 6. As arestas são arredondadas e polidas. A extensão oca é preenchida com massa de modelar para criar uma superfície plana. É feita uma impressão do obturador em alginato, vertida em pedra e é utilizado material de proteção bucal por vacuformação para fazer a tampa amovível.

TÉCNICA PARA A FABRICAÇÃO DE PRÓTESE OBTURADORA FECHADA DE CAIXA - por Minsley et al (1986).

Esta técnica permite o controlo da espessura da parede da extensão obturadora, minimizando assim o peso da prótese. Além disso, a junção entre a tampa e a porção palatina está localizada remotamente em relação à tampa, minimizando assim as microfugas.

TÉCNICA: -

Depois de bloquear os cortes inferiores no defeito, o molde ao longo do defeito é coberto com duas folhas de cera de placa de base cor-de-rosa, que é processada de forma convencional para obter a base acrílica com extensão obturadora. É cortado um recesso à volta da abertura palatina da extensão do obturador até uma profundidade de 1,5 mm. O interior da extensão oca é preenchido com pedra-pomes húmida até 1-1,5 mm do bordo do recesso.

É efectuada uma impressão hidrocolóide irreversível de toda a porção palatina do obturador, excluindo a junção, e é reforçada com um suporte de gesso. O molde assim obtido a partir da impressão acima referida é então utilizado para fabricar uma tampa de resina acrílica autopolimerizável, que é depois verificada sobre a abertura palatina do obturador para se ajustar e é fixada à abertura do obturador com resina acrílica.

Uma segunda saliência é então cortada paralelamente ao flange do obturador e através do selo palatino posterior. Esta saliência deve estar 4-5 mm abaixo do topo do rebordo, com 1 mm de profundidade, terminando numa articulação. Os aros de cera são então fixados na base da prótese, os registos maxilomandibulares, a disposição dos dentes é então efectuada por meio de

procedimentos.

OBTURADOR DE CURA LIGHT: Foi descrito por I.C. Benington (1989)
TÉCNICA:

i) Duplicar a prótese obturadora.

ii) Adicionar um composto de impressão à prótese imediata para indicar a extensão do obturador pretendido.

iii) Em borracha de polissulfureto de viscosidade regular, registar uma impressão final do defeito na fase de ensaio para obter o melhor ajuste possível para o novo obturador oco.

iv) Verter um modelo de pedra e, quando estiver duro, ensanduichar o molde entre uma base e uma tampa de gesso. Os dentes artificiais são colocados na camada superior de gesso.

v) Ferver a cera e retirar o material de impressão.

vi) Quando os rebaixos da cavidade forem profundos, seccionar o molde mestre para facilitar a adaptação exacta da resina às paredes do molde e para facilitar a remoção do obturador após a polimerização.

vii) Revestir o molde de pedra com um meio de separação de alginato de sódio e deixar secar.

viii) Adaptar cuidadosamente as folhas de resina fotopolimerizável para cobrir as paredes do defeito.

Quando as secções individuais do molde são montadas na base de gesso, o obturador está completo, exceto no que se refere às junções.

ix) Aplicar o agente de ligação prescrito nas margens de cada secção e adaptar firmemente cordões finos de resina ao longo de cada junção. Verificar a vedação completa e a espessura uniforme das resinas nas paredes.

x) Utilizando uma fonte de luz, curar durante 4-5 minutos. Em seguida, colocar resina na tampa de gesso para encaixar os dentes. Encaixar a tampa no molde e observar se as margens de renúncia na tampa de gesso estão adaptadas à secção oca do obturador curado e curar.

xi) Retirar a base curada do molde e selá-la na secção do obturador.

xii) Unir a secção da base e do obturador, adaptando um cordão fino de resina à volta a junção e a cura.

REVISÃO DOS PROCESSOS DE FABRICO DE OBTURADORES OCOS

xiii) Aparar e polir o obturador acabado antes da inserção.

Vantagens:

i. A facilidade e rapidez da técnica acelera a reabilitação através da introdução do obturador oco na primeira oportunidade.

ii. A técnica é versátil porque a base e os dentes podem ser polimerizados em poli (metacrilato de metilo) convencional e colados ao obturador fotopolimerizado quando necessário.

iii. Fácil de reparar, utilizando incrementos de resina curada por luz visível

iv. Impermeável aos fluidos orais.

v. Um obturador leve e bem ajustado ajuda na retenção da prótese e na ressonância da voz

UM MÉTODO INOVADOR DE INVESTIMENTO PARA A FABRICAÇÃO DE UMA PRÓTESE OBTURADORA FECHADA: - Esta técnica é descrito por Karen Mc Andrew, Sandra Rothenbeger et al (1998)

PROCEDIMENTO:

Criar o desenho do molde principal e fabricar a estrutura metálica. Verificar clinicamente o ajuste da estrutura metálica. Faça uma impressão funcional da área do defeito e fabrique um molde alterado. Fabricar uma base de registo em cera ou resina acrílica autopolimerizada e um rebordo de oclusão em cera. Registar as relações maxilomandibulares. Colocar os dentes em cera e verificar clinicamente com a prova de cera. Terminar o enceramento e selá-lo ao molde para investir e efetuar o desparafinamento. Uma vez eliminada a cera, abrir o frasco e bloquear com cera os rebaixos ao longo do pavimento e das paredes da zona do defeito, com uma espessura mínima de 3 mm. É importante cobrir a porção retentiva da estrutura para que esta área seja eventualmente substituída por resina acrílica processada (para minimizar a possibilidade de fuga ao longo da interface da estrutura com a resina). Verifique o ajuste da parte do frasco que contém os dentes. Alivie quaisquer áreas de cera que impeçam o assentamento completo do frasco. Colocar outro frasco superior sobre o enceramento do defeito oco. Investir com gesso e ferver a cera. Separar o frasco e alisar o índice de gesso da secção oca. Embalar e processar o secção oca e palato com resina acrílica termopolimerizada.

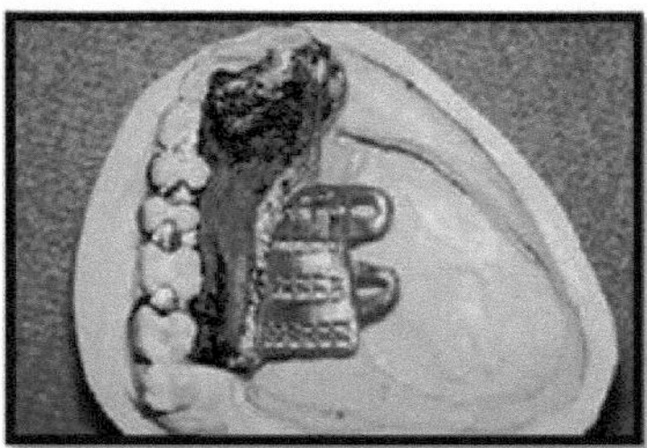

Fig. 10.11

A estrutura metálica foi fabricada, verificada intraoralmente para um ajuste exato e assente no molde principal.

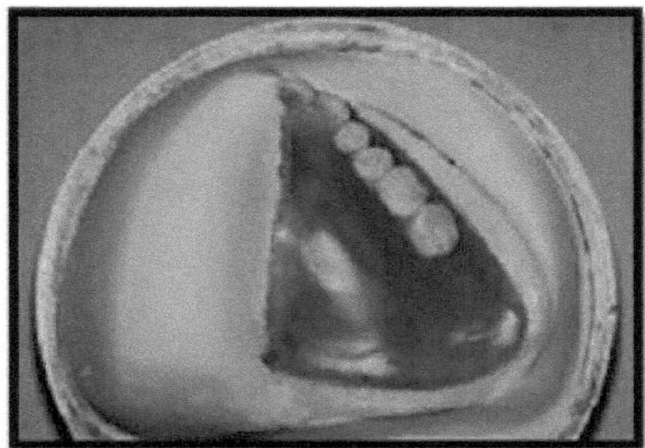

Fig. 10.12

Investimento da depilação concluída após verificação clínica da estética e do registo exato.

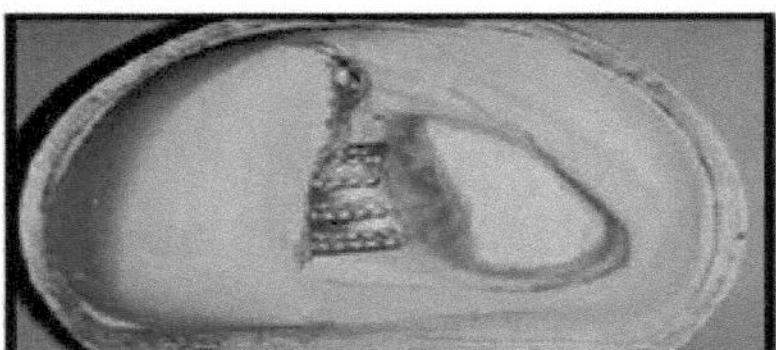

Fig. 10.13

Bloqueio de rebaixos na área de defeito no molde principal.

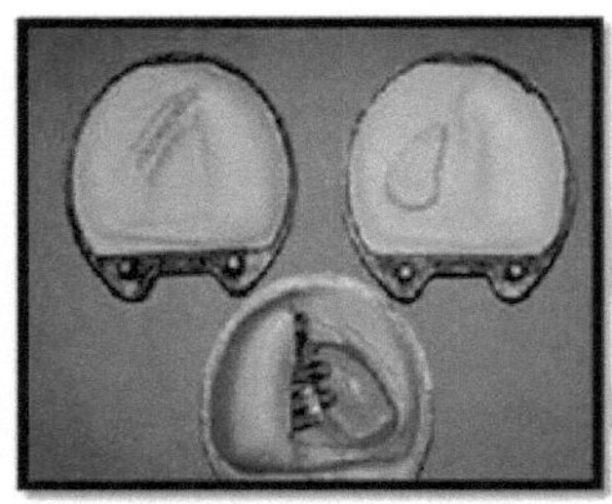

Fig .10.14

Esquerda: Porção de dente retida do frasco superior inicial após a ebulição da cera. À direita: Moldagem em gesso da porção oca da área do defeito após o boil out de cera. Centro: Molde mestre investido na porção inferior do frasco.

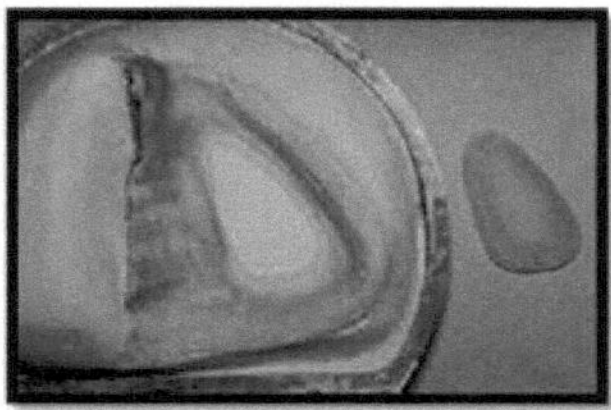

Fig .10.15

Balão principal após tratamento com balão obturador oco.
O gesso ficou retido na secção oca. Fabrico de uma "tampa" para fechar o obturador oco.

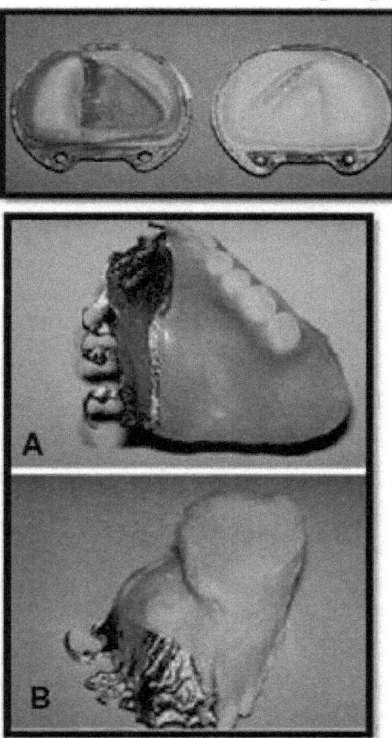

74

Frasco-mestre com a porção oca do obturador processada e selada e frasco correspondente com dentes prontos para processamento.

A, Superfície palatina polida do obturador concluído. Cobertura da junção da "tampa" rodeada de resina acrílica processada a quente.

Separe os frascos processados, ficando o gesso na secção do obturador. Biselar os bordos exteriores da secção de resina acrílica e fabricar uma cobertura de resina polimerizada leve para encaixar nesta área. Remova cuidadosamente o gesso da secção do obturador com uma broca e reduza a espessura da resina nesta secção. Não perfurar o pavimento ou as paredes da secção e deixar uma espessura mínima de 3 mm. Colar a cobertura da abertura com resina acrílica polimerizável à luz visível ou autopolimerizável.

Colocar o balão inicial, com os dentes revestidos, sobre o balão que contém a base trabalhada. Aliviar todas as áreas que impeçam o assentamento completo do frasco. Desbastar todas as áreas da base processada, embalar a resina acrílica de polimerização a quente e processar os dentes no obturador, seguido de desbloqueio da prótese e equilíbrio da oclusão. Polir e entregar a prótese.

Vantagens:

i.   Esta técnica proporciona um obturador leve e sem costuras.

ii. Pode ser utilizado em casos de desdentados totais ou parciais.

iii. Utiliza um balão principal contra dois balões de processamento separados.

iv. O tempo clínico e laboratorial é minimizado.

v.   Obtém-se uma prótese durável e praticamente impermeável que pode ser utilizada sozinha ou em conjunto com uma prótese extra-oral.

A PRÓTESE COMPLETA MAXILAR OCA: UMA TÉCNICA MODIFICADA

Michael O'Sullivan, BDentSci, MSc, PhD,a Nancy Hansen, CDT,b Robert J. Cronin, DDS, MS,c e David R. Cagna, DMDd Dental School, University of Texas Health Science Center at San Antonio, San Antonio, Tex (2004)(JPD). A maxila severamente atrófica representa um desafio clínico para o fabrico de uma prótese completa bem sucedida.

Esta técnica descreve um novo método para o fabrico de uma prótese completa maxilar oca. Incorpora uma matriz transparente, formada por pressão, dos contornos externos da prótese experimental para facilitar o fabrico de uma forma de cavidade em massa de silicone. Esta forma de cavidade assegura as dimensões apropriadas tanto da resina acrílica da base da prótese para integridade estrutural como da cavidade da base da prótese para uma redução óptima do peso.

TÉCNICA

1.   Efetuar uma impressão definitiva do rebordo residual maxilar e fabricar a prótese até à fase de prova da prótese.

2.   Indexar a área do terreno do molde utilizando uma broca cónica (416/060; JOTA AG, Suíça) e selar a prótese de prova ao molde definitivo (Fig. 1). Duplicar a prótese de prova em hidrocolóide reversível (Nobiloid; Nobilium) e colocar a impressão em gesso dentário (Microstone; Whip Mix, Louisville, Ky). Fazer um modelo transparente do molde de gesso utilizando uma folha termoplástica de 0,3 mm (Biocryl; Great Lakes Orthodontic, Tonawanda, NY).

3.   Processar a prótese de prova da forma habitual até à fase de eliminação da cera.

4.   Adaptar 2 camadas de cera da placa de base (Anutex; Kemdent, Wiltshire, Reino Unido) ao molde definitivo no arrasto, em conformidade com as extensões dos bordos (59 A). Utilizar um segundo frasco para investir a cera da placa de base e completar novamente o

processo de eliminação de cera (59 B). Embale o cope e o segundo drag com resina acrílica polimerizada pelo calor (Lucitone 199; Dentsply, York, Pa) e processe.

5.   Separar o cope, com a resina acrílica polimerizada ainda presa, do drag. Colocar a matriz transparente sobre o molde definitivo, utilizando os índices da área de terra como
guias de assentamento (Fig. 60 A). Utilize uma lima endodôntica com um batente de borracha para medir o espaço entre a matriz e a resina processada (Fig. 60 B).

6.   Misture e adapte a massa de polisiloxano vinílico (Reprosil; Dentsply Caulk, Milford, Del) à resina acrílica desbastada com broca e modele-a de acordo com os contornos aproximados da matriz (Fig. 61 A). Molde a massa polimerizada com uma broca (H251E; Brasseler USA, Savannah, Ga) para deixar 2-3 mm de espaço entre a massa e a matriz. Deixar um espaço adicional de 1 mm sobre a parte do dente da prótese (Fig. 61, B). Fixar a massa à resina acrílica utilizando cianoacrilato (Superglue; Pacer Technology, Rancho Cucamonga, Califórnia).

7.   Voltar a colocar a tampa original no arrastamento e verificar o fecho completo do frasco. Misture, embale e polimerize a resina acrílica. Verifique a espessura adequada da resina à volta dos dentes na fase de acondicionamento, utilizando uma sonda periodontal. Recupere a prótese processada da forma habitual.

8.   Voltar a montar a prótese num articulador e ajustar a oclusão conforme necessário. Cortar 2 aberturas com uma broca (H251E; Brasseler USA) na base da prótese distal aos dentes mais posteriores. Remover a massa de silicone raspando com um instrumento afiado. Alargar as aberturas conforme necessário, lateralmente, para facilitar o acesso (Fig. 62, A). Remova a massa e fabrique 2 coberturas utilizando resina autopolimerizável transparente (Great Lakes Splint Resin Acrylic #040-008, Great Lakes Orthodontic) (Fig. 62, B). Limpe e desinfecte a cavidade (Cidex OPA, Advanced Sterilization Products, Johnson & Johnson Medical, Skipton, Reino Unido). Fixe as coberturas de resina transparente colando-as na posição (Fig. 63) utilizando resina autopolimerizável (Great Lakes Orthodontic) ou gel de polimerização ligeira (Triad gel;
Dentsply).

9.   Polir a prótese da forma habitual. Verifique se a cavidade está selada, mergulhando a prótese em água. Se não houver bolhas evidentes, está confirmada uma vedação adequada.

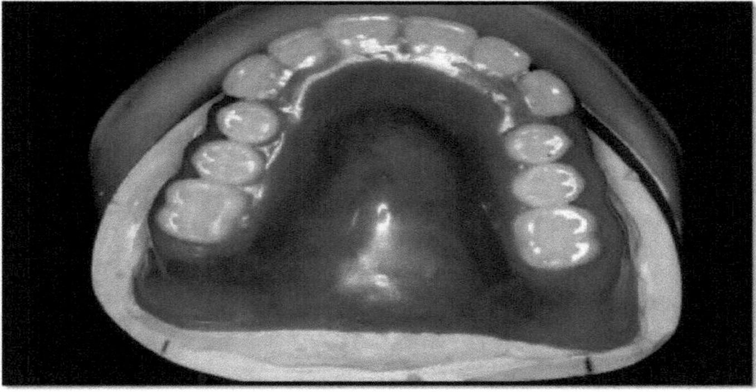

Fig. 10.18 Prótese maxilar de prova selada ao molde definitivo indexado.

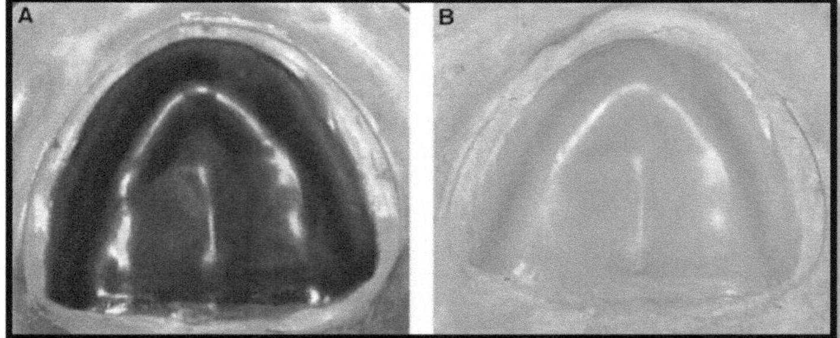

Fig. 10.19 A, Cera da placa de base adaptada ao molde definitivo. B, Segunda capa indexada a
padrão de cera da placa de base em A.

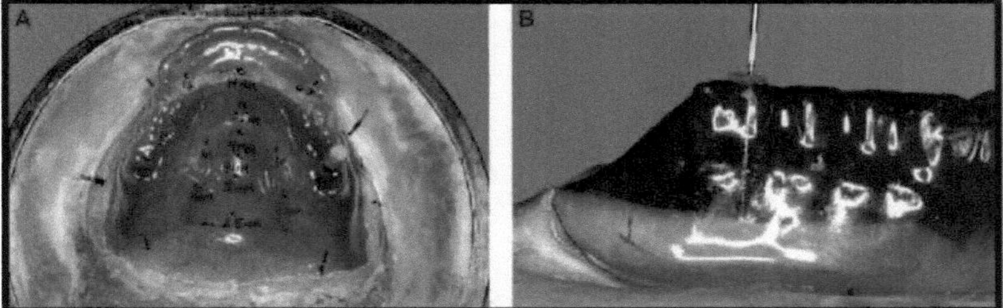

Fig. 10.20.A, Matriz transparente da prótese de prova adaptada ao molde definitivo indexado com a porção de entalhe em acrílico ainda ligada ao molde. A espessura do acrílico pode ser estimada utilizando a lima endodôntica e o batente de borracha. B, Vista lateral da matriz transparente com a lima endodôntica no sítio.

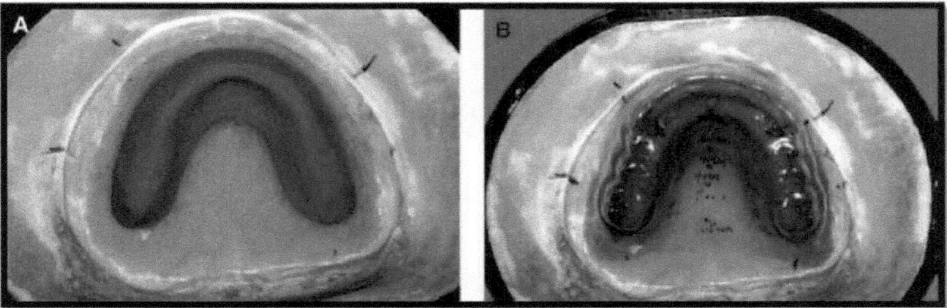

Fig.10.21 A, Massa de polisiloxano de vinil adaptada para estimar o contorno da parte oca da prótese e fixada com cianoacrilato.
B, Matriz transparente colocada no molde definitivo para visualizar a possível espessura do acrílico
massa de polisiloxano à volta do vinil recortado

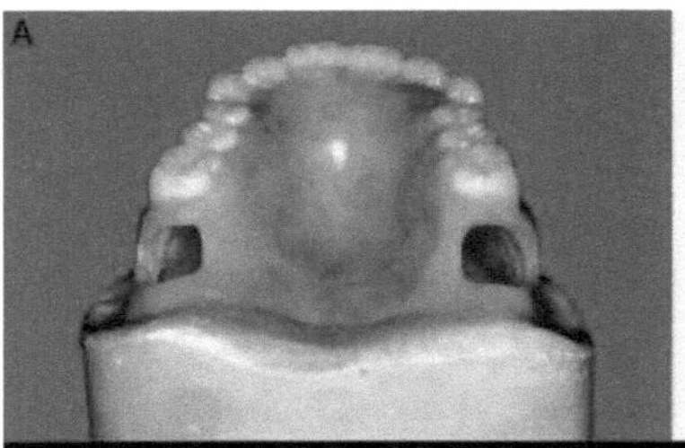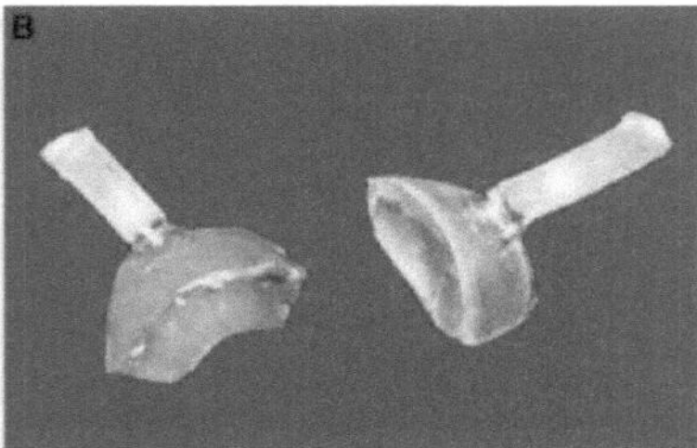

Fig. 10.22 A, Prótese maxilar processada no molde definitivo com aberturas preparadas para facilitar a remoção da massa.
B, Coberturas de resina acrílica transparente termopolimerizada para janelas com pegas para facilitar o posicionamento.

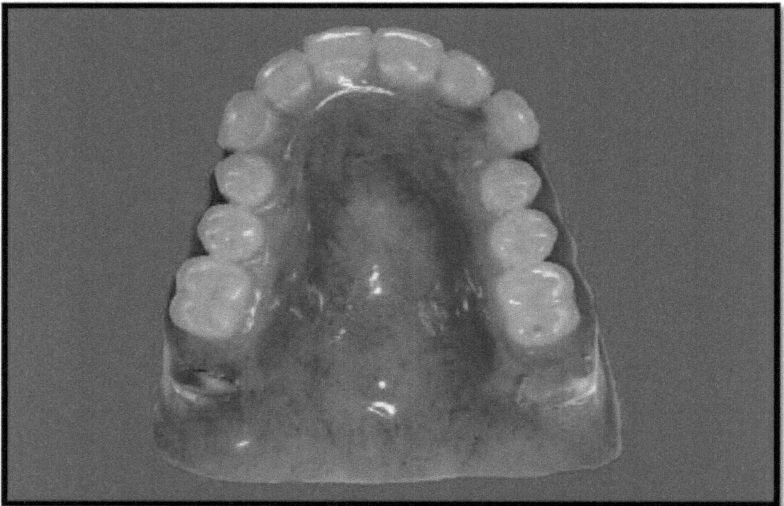

Fig. 10.23 Prótese maxilar oca concluída com janelas de resina transparente coladas na posição utilizando resina autopolimerizável.

UTILIZAÇÃO DE POLIÉTER-ÉTER-CETONA NO FABRICO DE UMA PRÓTESE OBTURADORA DO MAXILAR:

Santiago Costa-Palau, Josep Torrents-Nicolas, Magi Brufau-de Barberà, e Josep Cabratosa-Termes Faculdade de Medicina Dentária, Universidade Internacional da Catalunha, Barcelona, Espanha (JPD 2014)

Para tratar um doente que necessitava de substituir uma prótese obturadora maxilar, foi fabricada uma nova prótese obturadora em poliéter-éter-cetona (PEEK), um material frequentemente utilizado em medicina, mas raramente em medicina dentária. Este material proporcionou ao paciente uma prótese mais ajustada, mais funcional e mais leve. A prótese e a secção antral do palato artificial foram fabricadas em resina acrílica e PEEK Optima a partir de um disco pré-fabricado de 100_8_8 cm. Com um duplicador mecânico (Implant Prótesis Dental 2004 SL), o disco de PEEK pré-fabricado, e com um duplicado da prótese obturadora

do paciente como modelo, a secção antral do palato artificial foi maquinada com o bulbo oco (Rocatec; 3M ESPE) sem remover os resíduos. Por fim, foi aplicado o adesivo Loctite 4013 (certificação de biocompatibilidade ISO 10993; Henkel).
Depois de a prótese ter sido polida no laboratório, foi colocada intra-oralmente,
e a cúpula palatal foi ajustada para obter uma fonética aceitável

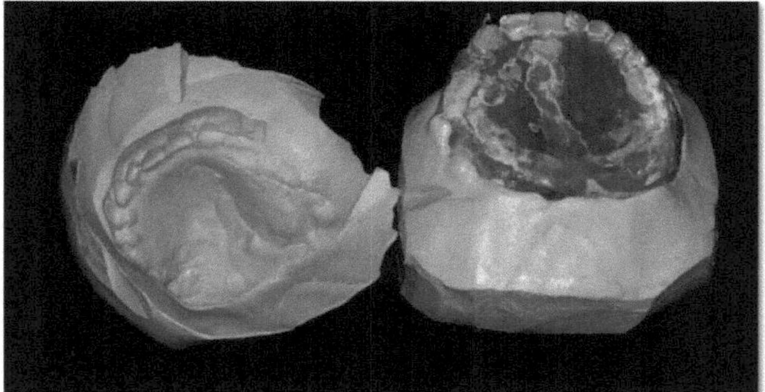
Fig. 10.24 MOLDE DE SILICONE

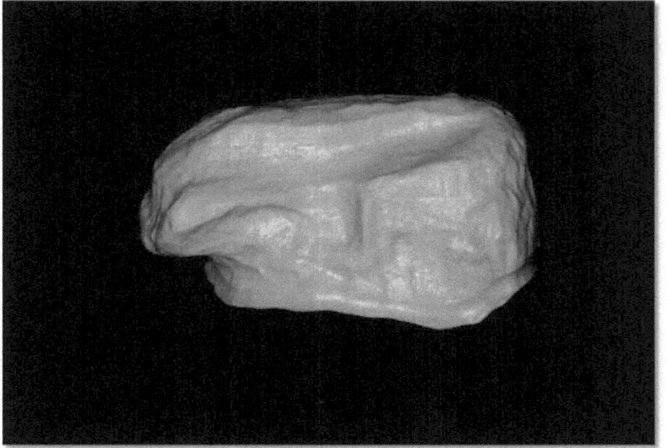
Fig.10.25 SECÇÃO ANTRAL DA PALATA ARTIFICIAL

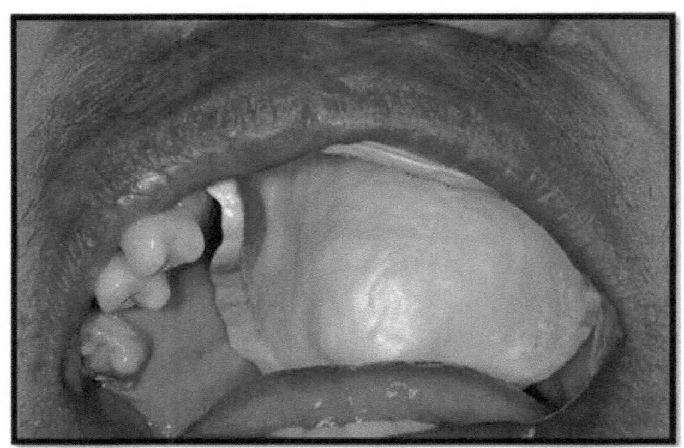

Fig. 10.26. CONJUNTO DE BICOS COLOCADO INTRA-ORALMENTE

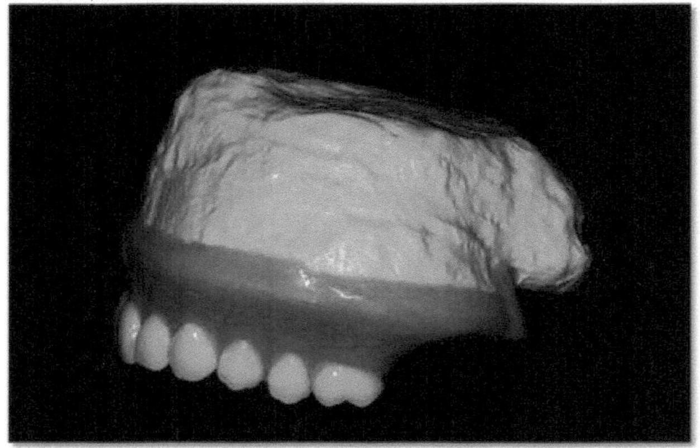

Fig. 10.27. PRÓTESE OBTURADORA COMPLETA

CAPÍTULO 9

PROTOTIPAGEM RÁPIDA - TENDÊNCIA FUTURA

INTRODUÇÃO

A reabilitação de pacientes com maxilectomia pode ser um desafio tanto para os pacientes como para o prostodontista. A prótese obturadora é utilizada como um meio eficaz para a reabilitação de casos de maxilectomia. Os problemas mais comuns no tratamento protético de pacientes com maxilectomia são a falta de retenção, estabilidade e apoio.

O tamanho do defeito, o número de dentes remanescentes, a quantidade de estrutura óssea remanescente e a capacidade de adaptação do paciente à prótese são factores que influenciam a retenção do obturador maxilar.

A dificuldade de retenção da prótese é uma preocupação muito importante para os pacientes com maxilectomia.

A introdução de implantes dentários no obturador traz uma melhoria maravilhosa no desempenho do obturador, apresentando melhores qualidades mecânicas. Com diferentes tipos de fixação, o implante dentário resolveu os principais problemas encontrados com o obturador convencional.

RETENÇÃO DE OBTURADORES MAXILARES

A retenção é o requisito básico de qualquer prótese dentária e é definida como a "qualidade inerente à prótese dentária que actua para resistir às forças de deslocamento ao longo do percurso de colocação".

Factores que afectam a retenção: Incluem o nível de retenção direta e indireta conseguida pelos dentes residuais; o tamanho do defeito; a qualidade e quantidade de tecido que envolve a cavidade e o controlo muscular. A retenção da prótese constitui o problema mais comum do tratamento protético do defeito da maxilectomia. Os defeitos de maxilectomia podem ser reabilitados com uma prótese obturadora convencional simples com vários tipos de grampos como componentes de retenção, revestimento macio e prótese seccional são outros métodos para melhorar a retenção do obturador maxilar.

Os pacientes com ressecção maxilar bilateral total são um desafio para o protésico maxilofacial. O suporte e a retenção da prótese são frequentemente difíceis

A retenção de próteses obturadoras tão grandes é geralmente problemática e os pacientes têm frequentemente de equilibrar o obturador no dorso da língua. A retenção de próteses obturadoras tão grandes é geralmente um problema, e os pacientes têm frequentemente de equilibrar o obturador no dorso da língua.

Os cortes inferiores bilaterais nos aspectos laterais do defeito resultante são favorecidos e podem ajudar na retenção do obturador. No entanto, os rebaixos bimaxilares graves tornam frequentemente impossível uma extensão lateral correcta da prótese obturadora rígida. Isto pode resultar na perda de vedação do rebordo, retenção e estabilidade da prótese obturadora e na presença de espaço no qual se podem acumular detritos. Em muitos casos, a prótese obturadora convencional é incapaz de proporcionar retenção, estabilidade e apoio adequados. Por conseguinte, vários tipos de acessórios de precisão resolvem este problema. A utilização de acessórios foi descrita para aumentar a estabilidade e a retenção da prótese e melhorar também a estanquidade à água e ao ar.

Para obter uma retenção, estabilidade, apoio e estética óptimos, foram recomendadas algumas manobras. Os meios de retenção para o obturador cirúrgico são a retenção por sutura, a retenção por parafuso ósseo, o obturador cirúrgico retido por mola e a ligação circunzigomática para pacientes edêntulos. No caso de doentes parcialmente dentados, para além dos métodos acima mencionados, também se pode tentar a ligação ou sutura interdentária. Os obturadores cirúrgicos são modificados com revestimentos e condicionadores de tecidos durante a fase provisória.

No caso dos obturadores definitivos, os rebaixos presentes na área defeituosa podem servir como meio de retenção. Se as reentrâncias forem completamente bloqueadas, o obturador terá perda de retenção, perda de estabilidade, perda de vedação do rebordo e a presença de um espaço no qual se podem acumular detritos. O peso de um obturador deve ser mantido o mais baixo possível para contrariar a força de deslocação da gravidade.

Ueda et al. 1999 concluíram que os materiais de silicone macio podem ser úteis em pacientes edêntulos seleccionados com defeitos de maxillectomia parcial. Walter et al. 2005 referiram que a utilização de grampos de arame forjado ou de gesso, retentores indirectos (grampos ou flanges labiais), a confeção de um bolbo sem topo, a confeção de um obturador cirúrgico de duas partes ou a utilização de um obturador seccional com ímanes também podem ajudar na retenção.

Os implantes osseointegrados podem atuar como uma fonte preferível de retenção, desde que exista uma qualidade e quantidade adequadas de osso.

IMPLANTES OSSEOINTEGRADOS COM OBTURADOR MÁXIMO

Após a introdução do conceito de osteointegração por Branemark, a utilização de implantes endósseos tornou-se o estado da arte, com muitos estudos a apoiarem a sua eficácia e previsibilidade[,]

Os implantes osteointegrados podem ajudar na retenção, estabilidade e suporte de próteses obturadoras, os implantes dentários têm vantagens significativas no tratamento de defeitos maxilofaciais. A perda de tecidos moles e duros torna frequentemente necessária a colocação de próteses sobre implantes para suportar adequadamente os lábios e as bochechas e restaurar a função oral.

Al-Salehi et al. 2007 referiram que a sobredentadura de implante é o tratamento de eleição quando está presente uma deficiência grave de tecidos moles e duros. Cada caso apresenta problemas únicos ao dentista restaurador e ao técnico de prótese dentária no que respeita ao desenho protético, que é influenciado principalmente pelo número e distribuição dos implantes e pela necessidade de encerramento do defeito protético.

A colocação de implantes osseointegrados pode ter um efeito dramático na função da prótese do paciente maxillectomizado edêntulo. Os implantes proporcionam retenção, aumentam o suporte e melhoram a estabilidade da prótese obturadora. A mastigação é significativamente melhorada e a fala e a deglutição tornam-se mais eficientes. Assim, a adaptação à prótese é muito mais fácil para o paciente. Para além da sua capacidade de proporcionar um melhor suporte e retenção para a prótese, os implantes dentários com fixação são capazes de reduzir o movimento do obturador maxilar.

A taxa de sobrevivência global para implantes que suportam próteses maxilofaciais foi registada como sendo superior a 95%. Os implantes dentários podem ser utilizados tanto no lado com defeito como no lado sem defeito da arcada maxilar.

LOCAIS DE IMPLANTES EM PACIENTES COM MAXILECTOMIA

O número de implantes e a sua localização são determinados pela natureza do defeito e pelos locais ósseos disponíveis.

O SEGMENTO PRÉ-MAXILAR RESIDUAL

A localização mais ideal para os implantes na maioria dos doentes com maxilectomia continua a ser o segmento pré-maxilar residual; esta localização é preferida porque o segmento maxilar anterior é oposto à porção mais retentiva do defeito localizado ao longo da parede lateral posterior. Além disso, na maioria dos doentes, é possível encontrar um volume e densidade ósseos satisfatórios na pré-maxila, pelo que se devem fazer todos os esforços para preservar este segmento ósseo o mais possível.

A TUBEROSIDADE MAXILAR

O local da tuberosidade maxilar é considerado apenas quando não existe osso suficiente na pré-maxila residual. Uma vez que o osso não é muito denso na tuberosidade maxilar, a interface osso-implante que se desenvolve pode não garantir um resultado previsível, como evidenciado pelas elevadas taxas de insucesso na cirurgia de Fase II. Devido a este fator, alguns clínicos recomendaram a colocação de implantes mais compridos e mal inclinados nas placas pterigóides. O processo alveolar posterior edêntulo pode servir como local alternativo para os implantes se houver pelo menos 10 mm de osso disponível abaixo do seio maxilar.

Se o osso insunciente estiver presente, o local pode ser aumentado através da elevação da membrana sinusal e da inserção de um enxerto ósseo autógeno. Esta técnica está a tornar-se uma

opção popular no tratamento de pacientes não cirúrgicos, mas a sua previsibilidade em pacientes com defeitos maxilares ainda não foi determinada.

ELEMENTOS RESIDUAIS DO ZIGOMA

Os elementos residuais do zigoma também têm sido utilizados como locais de implante. No entanto, existem desvantagens importantes a ter em conta. Em primeiro lugar, os implantes estarão localizados no alto do defeito, tornando a higiene oral muito difícil para o paciente. Em segundo lugar, uma vez que os implantes são geralmente posicionados paralelamente ao plano de oclusão, não podem ser colocados de forma agressiva. Podem ser utilizados para facilitar a retenção, mas as forças de torção lateral exercidas sobre os implantes devem ser minimizadas.

Vários investigadores relataram que o osso zigomático como local de implante é uma solução simples, previsível e económica para a reconstrução de defeitos ósseos maxilares adquiridos. ̄ As dimensões médias do osso zigomático variam de 14,1 a 25,4 mm no comprimento anteroposterior (AP) e 7,6-9,5 mm na espessura mediolateral. Além disso, quando o comprimento do osso zigomático é medido ao longo do eixo potencial do implante, as medições variam entre 14 e 16,5 mm. aproximadamente 36% de contacto entre o implante e o osso zigomático.

TIPOS DE IMPLANTES OSSEOINTEGRADOS UTILIZADOS NA MAXILECTOMIA PACIENTES

1. Implantes convencionais
2. Mini implantes dentários
3. Implantes zigomáticos

iMplantes dentários convencionais

O advento da osseointegração criou inicialmente um benefício significativo nesta área de reabilitação através da colocação de implantes no maxilar disponível$_{bone.}$ 137,138,139

Infelizmente, os locais de ancoragem para o implante convencional são muitas vezes limitados devido à ressecção ou perda de tecido, podem ser comprometidos pela radiação dos leitos de tecido e podem estar localizados em padrões que proíbem a propagação antero-posterior eficaz e a estabilização transversal da arcada.

iMpLANTAS ZYGoMATiC

O implante zigomático é um produto do conceito de ancoragem óssea remota e foi originalmente desenvolvido para utilização em pacientes com defeitos maxilares difíceis. Mais de 12 anos de acompanhamento no BranemarkOsseointegrationCenter (Gotemburgo, Suécia) demonstraram uma taxa de sucesso notavelmente elevada para este implante quando é utilizado para suportar uma variedade de próteses de defeitos maxilares.

A Branemark desenvolveu o implante zigomático como uma solução para a falta de suporte ósseo maxilar para a reabilitação protética.

A principal caraterística do implante zigomático é um implante longo (30-62,5 mm) que obtém a sua ancoragem principal do osso zigomático na presença ou ausência de osso alveolar maxilar.

O implante zigomático requer acesso intra-oral à área do pilar zigomático através de uma abordagem transsinusal. Uma vez criada uma janela adequada, é efectuada a pilotagem e a colocação do implante. A cicatrização para integração requer normalmente 5-6 meses antes de se poderem iniciar as impressões e a subsequente construção da prótese. Para minimizar a complicação de diversas angulações, a cabeça do implante do zigoma foi concebida para permitir a fixação da prótese.

VANTAGENS DO IMPLANTE ZIGOMÁTICO

Evita o enxerto ósseo e a sua morbilidade, reduz o tempo de tratamento, a função potencialmente imediata e a redução potencial dos custos.

A investigação subsequente sobre a utilização de ancoragem óssea remota, quer através do maxilar residual, quer em áreas de defeito, permitiu a incorporação de um suporte ósseo mais extenso no desenho da prótese, reduzindo a tensão do cantilever e melhorando o efeito do arco cruzado.

DESVANTAGENS DO IMPLANTE ZIGOMÁTICO

A colocação de implantes zigomáticos é sensível à técnica, necessita de anestesia geral e os insucessos são mais difíceis de tratar.

Bedrossian et al. 2001 referiram que os implantes zigomáticos são menos resistentes às forças de rotação. Foi sugerido que, para uma melhor distribuição destas forças, os implantes zigomáticos devem ser colocados de modo a permitir a maior expansão AP. Para além disso, devem ser evitados cantilevers na reconstrução protética; recomenda-se também a estabilização transversal da arcada através da imobilização de todos os implantes.

Infelizmente, estes implantes projectam-se frequentemente em ângulos divergentes, o que complica os procedimentos de moldagem e de construção de próteses. A limitação dos comprimentos de implantes disponíveis também minimizou a profundidade a que estes implantes podem ser colocados através de vários leitos de tecido.

MINI-IMPLANTE DENTÁRIO

Bohle et al. 2008 constataram que a utilização de mini-implantes, uma vez que os dados de sobrevivência a longo prazo são escassos; no entanto, é possível obter uma melhoria imediata na estabilização e retenção dos obturadores com a sua ajuda. A colocação destes implantes, de preferência aquando da cirurgia ablativa, encurtará ou acelerará o processo de recuperação do paciente desdentado, uma vez que o obturador estará mais encastrado. Se forem planeados em conjunto com a equipa cirúrgica, os implantes podem ser colocados com pouco ou nenhum prolongamento do tempo operatório global. O doente pode então começar a adaptar-se rapidamente à prótese provisória estável após a remoção do tampão e pode ser reabilitado até um nível quase pré-cirúrgico.

MECANISMO DE RETENÇÃO PARA OBTURADOR SUPORTADO POR IMPLANTE

Um dos aspectos mais interessantes e desafiantes do desenho é o mecanismo de fixação da prótese aos implantes. Foi relatada uma variedade de mecanismos de retenção para obturadores maxilares implanto-retidos, incluindo ímanes, sistema clip-bar e próteses com barra fresada. A fixação resiliente extra-coronal (ERA) e as fixações O-ring foram escolhidas por alguns clínicos devido ao espaço vertical limitado proporcionado pela posição dos implantes.

FIXAÇÃO DE ÍMANES

Os ímanes constituem um método simples e útil para fixar próteses a implantes dentários. O acessório magnético caracteriza-se pelo seu tamanho reduzido, o que permite a sua incorporação numa prótese maxilar sem interferências. Outra vantagem é a sua força de atração sunciente (7,2 N) para evitar a deslocação da prótese. Os acessórios magnéticos podem ultrapassar os problemas causados por implantes não paralelos, especialmente no caso de implantes zigomáticos.

Al-Salehi et al. 2007, uma das características mais vantajosas da retenção magnética foi a de ultrapassar os problemas criados pelos implantes zigomáticos desalinhados e pelos implantes dentários convencionais, apesar de os encaixes magnéticos não proporcionarem uma retenção adequada da prótese em todos os casos, sendo que o papel de retenção dos ímanes provém do controlo da deslocação vertical da prótese. No entanto, tem uma baixa resistência a forças laterais. Além disso, os ímanes exercem tensões laterais reduzidas que aumentam o sucesso do implante.

As desvantagens dos ímanes incluem a baixa resistência à corrosão com o produto corrosivo e possíveis efeitos tóxicos, o que pode diminuir a sua utilização no ambiente oral, mas estudos revelaram que este efeito adverso não foi observado clinicamente

FIXAÇÕES DE PREGOS

Os encaixes de pinos, incluindo bola, localizadores e encaixes ERA foram utilizados para melhorar a retenção do obturador, os encaixes O-ring e ERA foram preferidos por alguns clínicos devido à menor necessidade de espaço vertical proporcionada pela posição dos implantes e pelo design personalizado da barra e à necessidade de criar um trajeto harmonioso de inserção.

BARRA DE FIXAÇÃO

Fukuda et al. 2004 avaliaram os resultados clínicos de obturadores maxilares suportados por barras fresadas após a remoção cirúrgica de tumores maxilares, os autores concluíram que um obturador maxilar retido por acessórios de barras fresadas melhora drasticamente a retenção da prótese.

A fixação com barra tem sido utilizada para esplintar implantes que suportam obturadores para maxilares edêntulos sem qualquer complicação registada durante o período de acompanhamento. No entanto, estes implantes estão sujeitos a elevados níveis de tensão que podem afetar o osso e resultar numa redução do suporte ósseo.

O sistema de barras reorganiza a deslocação do obturador, distribuindo a carga no sentido em que o implante fulcro estará sempre sob compressão e a sofrer a quantidade máxima de carga. Entretanto, os outros implantes estarão sob uma carga de tração e/ou compressão, pelo que apresentam uma menor taxa de reabsorção óssea.

Tanto a experiência clínica como a modelação teórica sugerem que a estabilização da arcada cruzada com uma estrutura de tala rígida com uma propagação antero-posterior adequada é essencial para uma carga axial eficaz do implante zigomático. Embora os pacientes com defeitos maxilares possam não ter uma anatomia residual ideal, é importante colocar o implante zigomático e o implante dentário padrão numa posição e alinhamento adequados que melhorem o efeito de esplintagem do conjunto de fixação da barra.

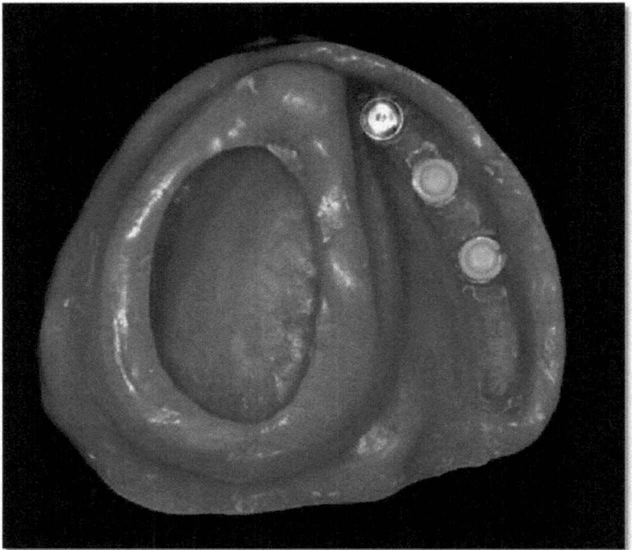

Fig. 11.1 OBTURADOR SUPORTADO POR IMPLANTE RETIDO POR ÍMÃ

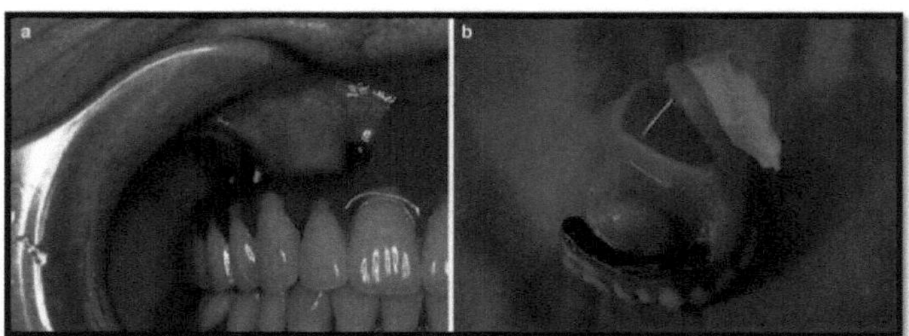

Fig.11.2 OBTURADOR APOIADO EM IMPLANTE COM BARRA FRESADA

ANEXOS

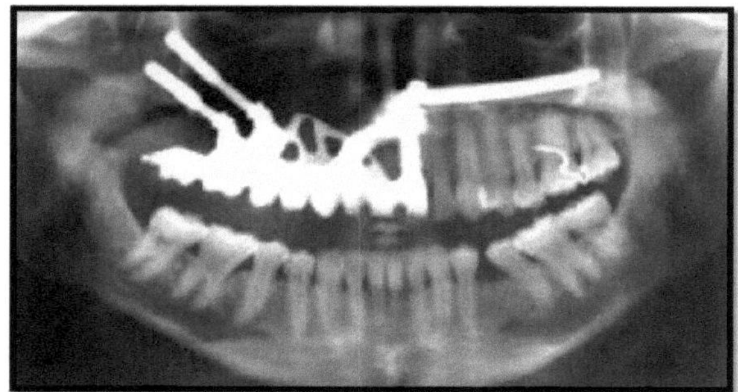

Fig. 11.3 OPG MOSTRADO IMPLANTES ZIGOMÁTICOS

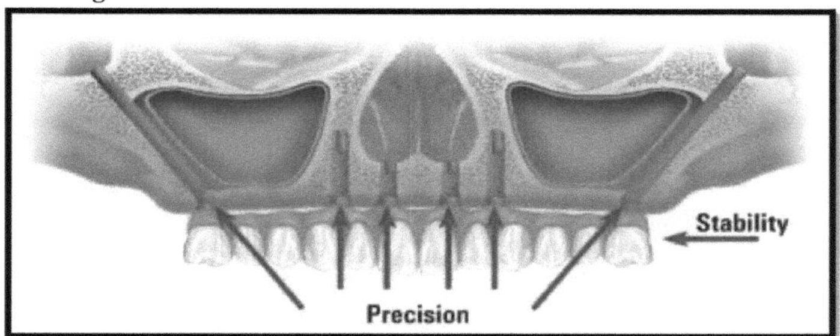

Fig.11.4 REPRESENTAÇÃO DIAGRAMÁTICA DA ZIGOMÁTICA IMPLANTES

Novas directrizes protéticas relacionadas com a reconstrução cirúrgica do maxilar parecem ser obrigatórias como resultado dos avanços nas técnicas cirúrgicas microvasculares. A cirurgia microvascular de retalho livre permite a transferência de músculo, tecido conjuntivo, pele e osso para os locais receptores. O fornecimento vascular ao enxerto pode ser efectuado após a reanastomose dos vasos sanguíneos do dador com os vasos receptores da região da cabeça e do pescoço. Os retalhos livres fasciocutâneos e osteomiocutâneos podem proporcionar o encerramento da cavidade oral em defeitos maxilares adquiridos.

Os principais factores no processo de decisão da reabilitação protética incluem se um defeito de maxilectomia deve ser reconstruído; em caso afirmativo, que tipo de retalho livre deve ser utilizado; e como o retalho livre escolhido irá afetar a função oral do paciente.

Okay et al afirmam que os retalhos de tecido mole podem proporcionar o encerramento da cavidade oral em defeitos mais pequenos, mas não têm suporte e podem não proporcionar uma base palatina estável para uma prótese removível. Se for planeada uma prótese removível juntamente com o encerramento cirúrgico proporcionado por um retalho fasciocutâneo, o suporte da prótese deve ser derivado do palato remanescente e da dentição. Para defeitos maiores, a utilização de retalhos livres contendo osso vascularizado (VBCFF) para a reconstrução maxilar pode proporcionar a restauração de uma base palatina estável.

Os princípios biomecânicos relevantes para a reabilitação protética de defeitos de maxilectomia devem ser utilizados se a reconstrução cirúrgica for antecipada. As indicações para o uso de retalhos fasciocutâneos e retalhos VBCFF podem ser derivadas da aplicação desses princípios biomecânicos e da anatomia da arcada dentária e do palato remanescentes.

Para avaliar o resultado funcional e a satisfação do doente que a reconstrução cirúrgica pode proporcionar, foi estabelecido um sistema de classificação de defeitos com base numa população de doentes selecionada no Mt. Sinai Medical Centre. Todos os defeitos analisados foram reabilitados com um obturador suportado por tecido, um retalho local em ilha palatina, um retalho livre fasciocutâneo ou um retalho livre contendo osso vascularizado. As considerações de design para a reconstrução cirúrgica e reabilitação protética centraram-se em 4 objectivos:

☐ Fecho da cavidade oral.

☐ Fornecimento de uma base estável para o restabelecimento da função.

☐ Restauração da simetria do terço médio do rosto.

☐ Suporte de estruturas orbitais.

Os defeitos palatomaxilares foram divididos em 3 classes principais e 2 subclasses. Oito defeitos diferentes do palato duro e da maxila foram caracterizados dentro deste sistema de classificação. O tamanho e a localização do defeito, a dentição remanescente e o palato influenciaram o desenho do retalho livre microvascular e a restauração protética. Os defeitos de maxilectomia envolvendo o pavimento da órbita e/ou o zigoma também desempenharam um papel na seleção do local doador e no desenho do retalho livre microvascular.

1. **Classe I a**: Estes são os defeitos que envolvem o palato duro, mas não o alvéolo dentário. Estes podem ser reabilitados com um obturador, um retalho de avanço local ou um retalho livre fasciocutâneo. Em geral, a reabilitação protética é estável e bem tolerada.

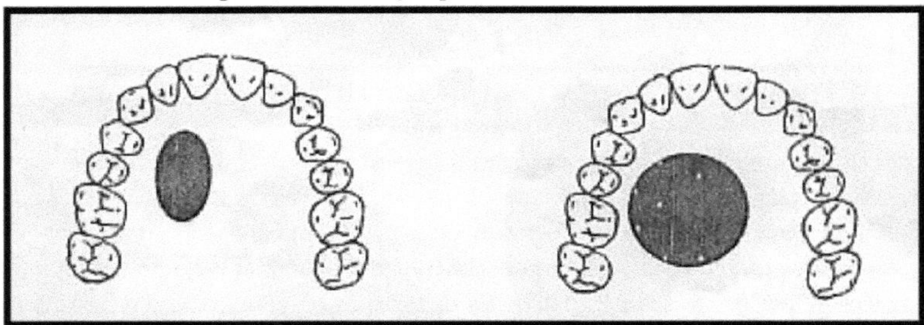

Fig. 12.1 CLASSE I a

Mas os retalhos insulares locais também podem ser utilizados como um método simples de reconstrução se o defeito cobrir menos de um terço do palato duro. Isto evita a necessidade de uma prótese dentária. Se o paciente for irradiado ou se o defeito for demasiado grande, deve ser utilizado um retalho livre fasciocutâneo. **Classe Ib**: Defeitos que envolvem qualquer porção do alvéolo maxilar e dentição posterior aos caninos ou que envolvem a pré-maxila. Estes defeitos envolvem uma pequena porção da arcada dentária; o sextante anterior e um quadrante posterior unilateral de dentes permanecem intactos.

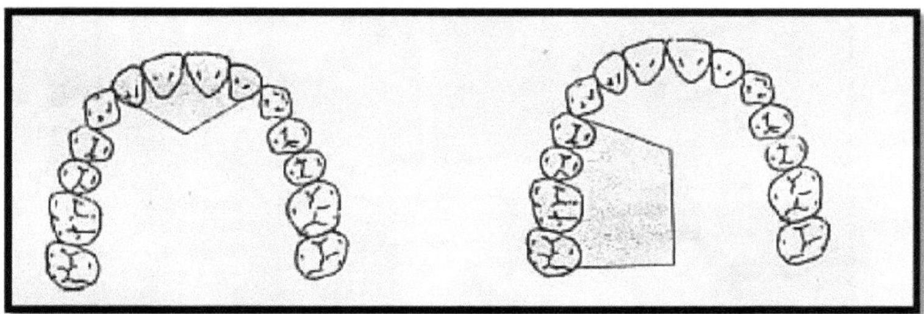

Fig.12.2 CLASSE Ib

Como resultado, as forças de cantilever teóricas sobre o defeito são minimizadas. O movimento do obturador em torno da linha de fulcro pode ser estabilizado devido à morfologia superior da raiz do pilar de aproximação do canino e ao considerável comprimento da arcada proporcionado por um sextante anterior sólido e um quadrante posterior unilateral. A capacidade de fixar os dentes perpendicularmente à linha de fulcro da estrutura e o apoio proporcionado pelo palato remanescente estabilizam ainda mais a prótese e melhoram o prognóstico protético.

Se for planeada uma reconstrução cirúrgica, é indicado um retalho de tecido mole sem reconstrução óssea, porque a dentição e o palato remanescentes são capazes de suportar os contactos oclusais sobre a reconstrução com uma prótese parcial removível. Com uma prótese parcial removível, o suporte é derivado da dentição e do palato remanescentes e não do retalho. Um retalho livre fasciocutâneo do antebraço radial funciona bem para o encerramento da cavidade oral devido ao amplo tecido mole da zona dadora e à baixa morbilidade da zona dadora em relação às outras zonas.

Num paciente edêntulo, o osso do alvéolo maxilar remanescente tem de ser suficiente para acomodar implantes osseointegrados. A renúncia à osseointegração de implantes no maxilar natural remanescente e o encerramento cirúrgico do defeito com um retalho livre fasciocutâneo pode resultar numa situação difícil ou impossível para a reabilitação protética. Isto deve-se à incapacidade de estender o bulbo obturador para o interior do defeito e de encaixar os rebaixos anatómicos para estabilidade e retenção.

2.   **Classe II:** Defeitos que envolvem qualquer porção do alvéolo maxilar portador de dentes, mas incluem apenas um canino. A margem anterior destes defeitos está dentro da pré-maxila. Também estão incluídos nesta classe os defeitos de palatectomia transversal anterior que envolvem menos de metade da superfície palatina. A maxilectomia total compreende a maioria dos defeitos desta classe, nos quais um incisivo serve como pilar terminal.

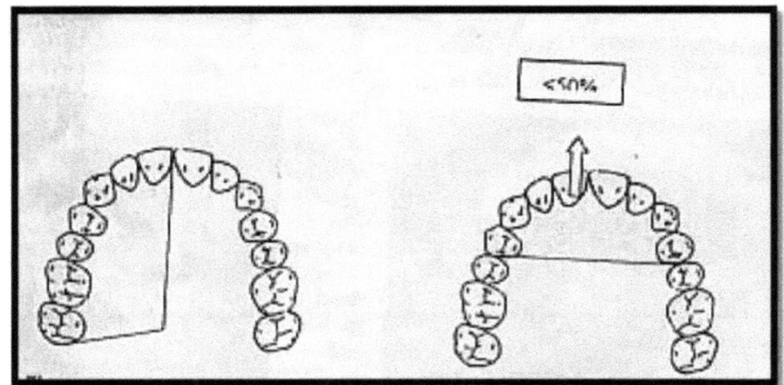

Fig.12.3 CLASSE II

A reabilitação protética dos defeitos da classe II é menos previsível do que a dos defeitos da classe I. Os factores que contribuem para a instabilidade são o menor número de dentes para fixação, o tamanho e a forma reduzidos da arcada e um palato de suporte significativamente reduzido. Além disso, um obturador sozinho é inadequado para restaurar a estética da face média se o assoalho orbital ou o zigoma forem ressecados.

Alguns defeitos de classe II são melhor restaurados com VBCFFs. O osso vascularizado oferece a capacidade de restabelecer a arcada dentária óssea para a colocação de implantes osseointegrados, o que permite a distribuição das forças mastigatórias através de uma arcada maxilar intacta, restabelecendo assim uma condição biomecânica favorável na maxila. Além disso, o VBCFF permite a reconstrução primária do rebordo orbital e a proeminência do corpo zigomático com tecido autólogo.

3. **Classe III:** Defeitos que envolvem qualquer porção do alvéolo maxilar portador de dentes e incluem caninos, defeitos de palatectomia total e palatectomia transversal anterior que envolvem mais de metade da superfície palatina.

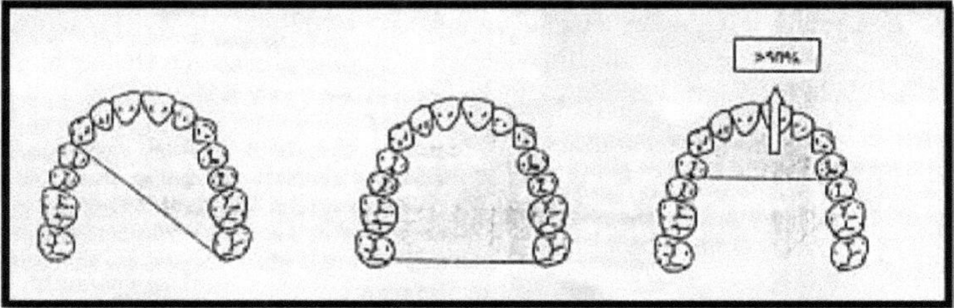

Fig.12.4 CLASSE III

Estes defeitos deixam pouco ou nenhum palato ou dentição residual para a retenção segura de um obturador, o que leva a um mau prognóstico protético. Os defeitos de Classe III são melhor restaurados com VBCFF, embora o fecho de tecido mole sirva para separar efetivamente a cavidade oral das cavidades nasais e dos seios maxilares, a reabilitação oro-dentária fica gravemente comprometida. Os ossos que contêm retalhos livres, no entanto, servem para separar as cavidades, além de fornecer osso vascularizado capaz de reter implantes. A reconstrução palatina fornece uma base estável para se opor à arcada mandibular restaurada.

4. **Subclasses f e z:** Os defeitos que envolvem o rebordo orbital inferior são classificados como subclasse f, enquanto os defeitos que envolvem o corpo do zigoma são classificados como subclasse z.

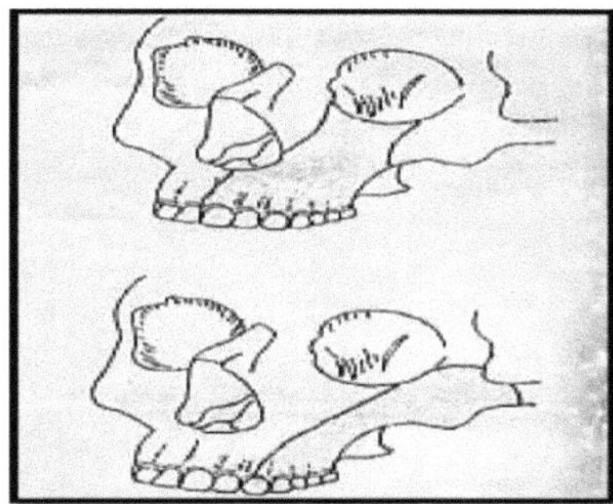

Fig.12.5 SUBCLASSE f e z

Os defeitos palatomaxilares extensos envolvem geralmente um componente vertical da maxila. A criação de subclasses está relacionada com o estado do pavimento orbital e do corpo zigomático e é essencial para fornecer uma descrição exacta do defeito palatomaxilar. O pavimento orbital e o corpo zigomático desempenham papéis funcionais e estéticos, uma vez que a ablação da maxila vertical resulta normalmente numa perturbação significativa da face média e da órbita e tem um efeito profundo na função. Podem ocorrer enoftalmoses e diplopia se o conteúdo orbital não for suportado. Além disso, estes doentes podem sofrer de um défice cosmético que é impossível de restaurar com um obturador.

O VBCFF serve melhor para restaurar o osso do palato de suporte de carga, restaurando o osso do rebordo orbital e do corpo zigomático. Também permite a colocação de implantes osseointegrados para a retenção de uma prótese orbital.

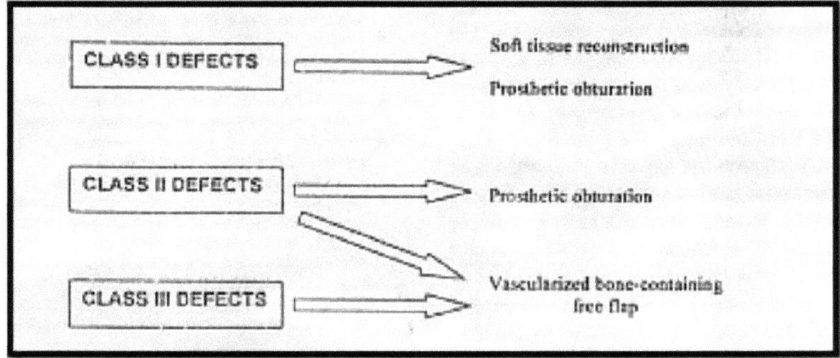

Fig.12.6

Este algoritmo é utilizado para a reconstrução funcional, restauração da face média e reabilitação orodental de acordo com a classificação do defeito palatomaxilar.

Atualmente, estão a ser investigados vários avanços que, a prazo, poderão ter aplicações significativas no domínio da reconstrução orofacial e que são discutidos a seguir.

1. Materiais para andaimes

Nos procedimentos de reabilitação maxilofacial, os materiais de suporte, como as prócerâmicas e os polímeros, estão a tornar-se mais comuns para ajudar a reconstruir o osso.

As cerâmicas, como a hidroxiapatite e o β-fosfato tricálcico, são suportes suficientemente fortes para proporcionar resistência mecânica aquando da substituição de estruturas esqueléticas de suporte de carga. Os polímeros, como o ácido poliglicólico e o ácido poliláctico, também são utilizados, mas carecem de resistência mecânica e podem causar uma contração descontrolada do osso. Os materiais de andaime atualmente disponíveis apresentam uma série de inconvenientes, como a penetração insuficiente de células e osso em todo o andaime e propriedades de degradação inadequadas.

2. Factores de crescimento

As proteínas morfogénicas ósseas (BMPs) são factores de crescimento e citocinas conhecidos pela sua capacidade de induzir a formação de osso e cartilagem. Considera-se que os factores básicos de crescimento de fibroblastos aumentam a angiogénese e apoiam a formação óssea na presença de células ósseas vitais. No entanto, não existem provas fiáveis que apoiem a eficácia de agentes como o plasma rico em plaquetas em conjunto com a terapia de implantes dentários ou a cicatrização de feridas.

3. Osteogénese de distração

A osteogénese de distração (DO) tem sido utilizada na correção de deformidades craniofaciais da mandíbula, permitindo a deposição gradual de osso quando dois segmentos de osso são afastados um do outro. Num estudo sobre a mandíbula reconstruída, foi obtido um ganho médio de 11 mm de comprimento ósseo com a utilização da DO. O procedimento funciona bem em doentes oncológicos que apresentam resultados funcionais fracos após a cirurgia devido à formação de cicatrizes ou a um comprimento ósseo inadequado, mas apresenta um risco mais elevado de insucesso e complicações. Não existem provas suficientes sobre se a DO é o melhor método disponível para a regeneração óssea vertical.

4. Materiais aloplásticos

Os materiais aloplásticos têm sido utilizados com sucesso no tratamento de defeitos em conjunto com a reconstrução VFTT. São utilizadas placas de reconstrução osseointegráveis de tripulação de cavidades de titânio (THORP), que são placas de bloqueio rígidas com capacidade osteossintética, e têm uma incidência de insucesso da reconstrução relacionada com o hardware de apenas 7% quando utilizadas com retalhos livres de VFTT. As mini-placas de bloqueio e os parafusos de rosca dupla são a mais recente inovação, que permitem o bloqueio tanto do osso como das placas para aumentar a estabilidade.

5. Fixação rígida

O desenvolvimento da tecnologia de placas de osteossíntese permitiu que materiais biocompatíveis fixassem internamente fracturas e unissem enxertos ósseos com grande sucesso. Recentemente, foram utilizadas placas/parafusos biodegradáveis e auto-reforçantes de polilactida e poliglicolida para a fixação interna de fracturas mandibulares com excelente sucesso. Esta técnica permite uma correção precisa da fratura, mas o facto de fazer parte de um procedimento invasivo é o seu principal inconveniente.

A cirurgia reconstrutiva maxilofacial pode agora recorrer a muitas técnicas na reconstrução e reabilitação da região orofacial e a uma reconstrução óssea fiável. As principais instituições apresentam taxas de união óssea bem sucedidas de 95%. Na reconstrução, a escolha do retalho depende do tipo de tecido a ser substituído e da escolha do local doador. Parece que a transferência de tecido não vascularizado já não é o tratamento de primeira linha aceite em defeitos orofaciais, sendo agora ultrapassada pela transferência de tecido vascularizado. No passado, eram utilizados pedículos não distantes para restaurar defeitos maxilofaciais, dando lugar, nos últimos anos, a retalhos livres. No entanto, no mundo maxilofacial moderno, o cirurgião dispõe de um vasto leque de técnicas para tratar estes defeitos, quer se trate de reconstrução cirúrgica ou de reabilitação protésica ou de uma combinação de ambas. A microcirurgia, a osteointegração e a tecnologia óssea tornaram-se as pedras angulares da reconstrução orofacial e os grandes avanços dos últimos anos resultaram em mais modalidades de tratamento e num maior sucesso. O futuro da reconstrução maxilofacial é promissor, uma vez que está a ser desenvolvida uma vasta gama de técnicas para melhorar os avanços das últimas décadas.

A palavra **prototipagem rápida (PR)** foi utilizada pela primeira vez no domínio da engenharia mecânica no início da década de 1980 para descrever o ato de produzir um protótipo, um produto único, o primeiro produto ou um modelo de referência. No passado, os protótipos eram feitos à mão, por escultura ou fundição, e o seu fabrico exigia muito tempo. Todo e qualquer protótipo deve ser submetido a avaliação, correção de defeitos e aprovação antes do início da sua produção em massa ou em grande escala. Os protótipos podem também ser utilizados para fins específicos ou restritos, sendo neste caso normalmente designados por modelo de pré-série. Com o desenvolvimento das tecnologias de informação, é possível conceber e construir modelos tridimensionais com base em protótipos virtuais.

Os computadores podem agora ser utilizados para criar projectos detalhados com precisão, que podem ser avaliados de diferentes perspectivas, num processo conhecido como desenho assistido por computador (CAD). Para materializar objectos virtuais utilizando CAD, foi desenvolvido um processo de fabrico assistido por computador (CAM). Para transformar um ficheiro virtual num objeto real, o CAM funciona através de uma máquina ligada a um computador, semelhante a uma impressora ou a um dispositivo periférico. Em 1987, Brix e Lambrecht utilizaram, pela primeira vez, um protótipo no sector da saúde. Tratava-se de um modelo tridimensional fabricado com um dispositivo de controlo numérico computorizado, um tipo de máquina que foi o antecessor da RP. Em 1991, modelos de anatomia humana produzidos com uma tecnologia chamada estereolitografia foram usados pela primeira vez numa clínica de cirurgia maxilofacial em Viena.

O termo prototipagem rápida (PR) designa um conjunto de tecnologias que permitem a realização de modelos físicos automáticos baseados em dados de projeto, tudo com o auxílio de um computador. Estas "impressoras tridimensionais" permitem aos designers gerar rapidamente protótipos definidos dos seus projectos, em vez de simples imagens bidimensionais. Estes protótipos de tais realizações fornecem ajudas visuais valiosas.

A passagem da representação visual para a representação visual-tátil de objectos físicos introduziu um novo tipo de interação denominado "tocar para compreender". Nos primeiros tempos da RP, as indústrias automóvel e aeroespacial dominavam as aplicações da RP. Mas já não é assim, pois a RP estendeu-se a muitos outros sectores. Revolucionou a engenharia e a ciência, integrando-se em muitos aspectos da vida moderna, desde o entretenimento à medicina. Tudo começou nos anos 70, quando se espalhou uma nova

método de informação médica baseado em raios X, ou seja, o exame tomográfico ou tomografia computorizada (TC). As tecnologias de RP são uma nova abordagem para o planeamento e simulação cirúrgicos. Reproduzem objectos anatómicos como modelos físicos tridimensionais, que dão ao cirurgião uma impressão realista de estruturas complexas antes de uma intervenção cirúrgica.

A necessidade de enfrentar a complexidade geométrica introduziu a RP no domínio dentário. Tem o potencial de se tornar a próxima geração de métodos de fabrico em medicina dentária. Para além do seu contributo conhecido relacionado com o diagnóstico, a educação e o planeamento cirúrgico. Esta tecnologia está a ser utilizada em vastas áreas da medicina dentária, incluindo a prótese dentária.

O aparecimento da tecnologia da PR na prótese dentária inovou os procedimentos clínicos e laboratoriais, eliminando ou abolindo algumas fases intermédias e independendo a qualidade dos resultados das competências dos profissionais. Este facto indica o potencial do novo método, que é capaz de substituir o procedimento tradicional de "moldagem e enceramento". Os métodos de RP são utilizados para reduzir substancialmente o tempo de desenvolvimento de padrões, moldes e protótipos. Existem muitas tecnologias de PR disponíveis.

No entanto, o campo da RP é ainda recente, havendo ainda muito a fazer para melhorar a velocidade, a precisão e a fiabilidade do sistema e alargar a gama de materiais para a construção de protótipos. Assim, o clínico deve estar atento a potenciais áreas de imprecisão nos modelos e rever a imagem de origem nos casos em que a integridade dos modelos seja duvidosa. Outra área de melhoria será a eficiência de custos, uma vez que a maioria dos sistemas de RP são atualmente demasiado caros para serem acessíveis.

PRINCÍPIO BÁSICO

A ideia-chave desta nova tecnologia RP baseia-se na decomposição de modelos informáticos tridimensionais na secção de camadas transversais finas, seguida da formação física de camadas e do empilhamento camada a camada.

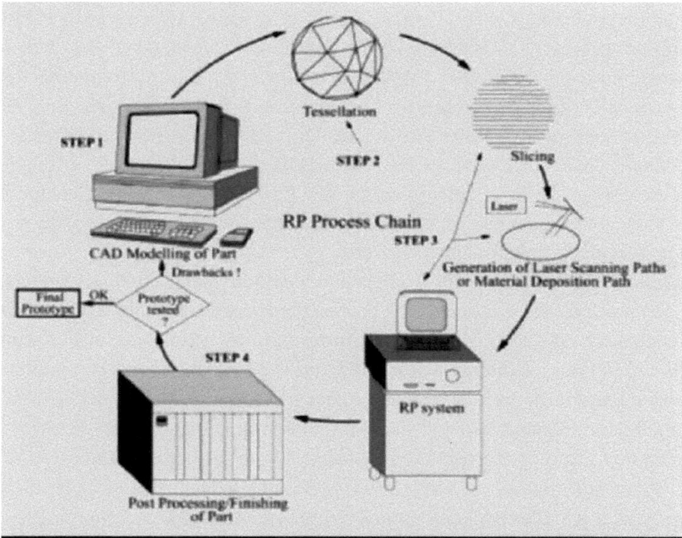

Fig.13.1 VISÃO ESQUEMÁTICA DO FUNCIONAMENTO DA PROTOTIPAÇÃO RÁPIDA

As tecnologias de prototipagem rápida podem ser divididas, em termos gerais, entre as que envolvem a adição de material e as que envolvem a sua remoção. De acordo com Kurth, as tecnologias de acreção de materiais podem ser divididas pelo estado do material do protótipo antes da formação da peça. As tecnologias de base líquida podem implicar a solidificação da resina em contacto com um laser, a solidificação de um fluido de electrosetting, ou a fusão e subsequente solidificação do material de prototipagem. Os processos que utilizam pós compõe-nos com um laser ou através da aplicação selectiva de um agente aglutinante.

Os processos que utilizam folhas sólidas podem ser classificados de acordo com o facto de as folhas serem coladas com um laser ou com um adesivo.

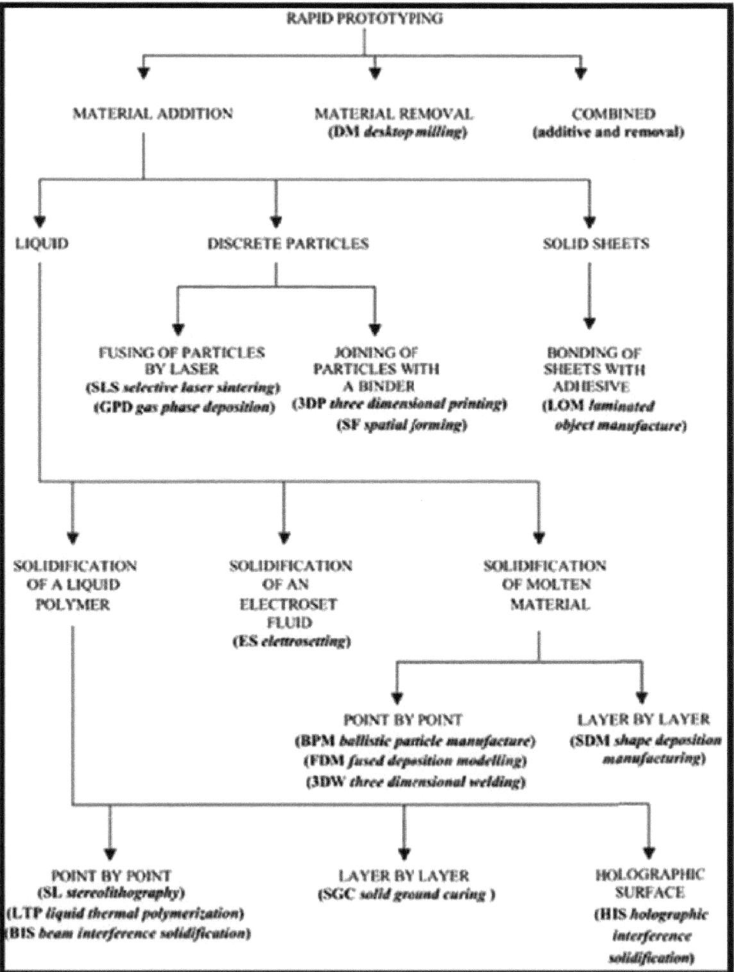

Fig.13.2 CLASSIFICAÇÃO DA PROTOTIPAGEM RÁPIDA
A mais popular entre as tecnologias de RP atualmente disponíveis é talvez a *ESTEREOLITOGRAFIA* e é o primeiro protótipo rápido disponível comercialmente. O aparelho de estereolitografia foi inventado por Charle Hull da 3D Systems Inc.
Isto baseia-se numa resina monomérica fotossensível que, a partir de um polímero, solidifica quando exposta à luz ultravioleta (UV). Devido à absorção e dispersão do feixe, esta reação só tem lugar perto da superfície. Isto produz voxels parabolicamente cilíndricos que são

caracterizados pela largura da linha horizontal e pela profundidade de cura vertical. Uma máquina de estereolitografia consiste numa plataforma de construção (substrato) que é montada numa cuba de resina e num laser UV de hélio-cádmio ou de iões de árgon.

A primeira camada da peça é visualizada na superfície da resina, utilizando as informações obtidas a partir do modelo CAD tridimensional sólido. Uma vez digitalizado o contorno da camada e preenchido o interior com hachuras ou sólido, a plataforma é de seguida baixada até à base da cuba para revestir completamente a peça. Em seguida, é levantada de modo a que a parte superior da peça solidificada fique nivelada com a superfície e uma lâmina limpa a resina, deixando exatamente uma camada de resina acima da peça. A peça é então baixada para uma camada abaixo da superfície e deixada até que o líquido tenha assentado. Isto é feito para garantir uma superfície plana e uniforme e para inibir a formação de bolhas. A camada seguinte pode então ser digitalizada.

A litografia estéreo é a primeira técnica comercialmente disponível desenvolvida pelos sistemas 3D. O termo "Estereolitografia" foi cunhado por Charles (Chuck) W. Hull em 1986. Patenteou-o como um método e um aparelho para fabricar objectos sólidos tridimensionais utilizando material curável por ultravioleta (fotopolímero) e um feixe de luz concentrado. É o mais utilizado de todos os tipos de métodos de prototipagem rápida, sendo o mais preciso e com o melhor acabamento de superfície. Permite imprimir um modelo de computador CAD/CAM em três dimensões e imprimir um desenho em 2D para um objeto 3D. Pode ser utilizada para simulação cirúrgica para assegurar resultados previsíveis e diminuir o tempo de operação. A litografia estéreo representa 90% de toda a prototipagem rápida. É uma excelente escolha quando se pretende uma aproximação ao produto acabado. É também referida como impressão 3D, fotossolidificação, fabrico ótico, imagem sólida ou fabrico de forma livre sólida (SFF).

RESINAS UTILIZADAS EM ESTEREOLITOGRAFIA

O número de resinas disponíveis comercialmente para utilização em estereolitografia é muito limitado e constitui uma das principais limitações desta técnica. Os requisitos das resinas que podem ser utilizadas na SL são que estejam na forma líquida e que solidifiquem rapidamente por exposição à luz. As resinas inicialmente utilizadas eram monómeros de poliacrilato ou epóxi de baixo peso molecular que formam uma rede vítrea após polimerização foto-iniciada e reticulação. Algumas outras resinas incluem polifenilsulfona (PPSF), tipo polipropileno, tipo policarbonato, etc. Estão a ser desenvolvidas várias resinas novas que são utilizadas para o fabrico não só de protótipos mas também de peças funcionais. Mas a técnica ainda está limitada à utilização de uma única resina de cada vez. A utilização de várias resinas numa única construção é possível na estereolitografia, mas requer etapas sequenciais complexas de polimerização e enxaguamento para cada camada. Juntamente com as resinas, podem também ser fabricados objectos compósitos polímero-cerâmicos. Para este efeito, foi referido um teor máximo de cerâmica de 53% em peso e o tamanho das partículas de cerâmica deve ser inferior à espessura de cada camada. Todos os objectos cerâmicos estão também a ser fabricados começando por fabricar uma estrutura completa por estereolitografia e depois queimando o polímero e sinterizando as partículas cerâmicas. Alguns dos nomes comerciais são ACCURA -25, ACCURA -60, WATER CLEAR ULTRA 10122, PROTOGEN 18420, SL 5530HT (PROTOCAM), SOMOS 11120 que simulam o plástico ABS. Outros materiais utilizados são o papel, a folha de metal, etc.

APLICAÇÕES BIOMÉDICAS DA ESTEREOLITOGRAFIA

Esta é uma das áreas da RP mais utilizadas, especialmente no domínio da medicina e da medicina dentária. O desenvolvimento do controlo de qualidade, da precisão da produção e do protocolo de fabrico simples pela indústria inspirou os profissionais das áreas médica e dentária a adoptarem e modificarem estas tecnologias. O estatuto desta metodologia em medicina clínica e cirúrgica encontra-se ainda na fase de protótipo. Pode ser útil nos seguintes domínios

■ Esta técnica é utilizada para criar uma reprodução sem contacto das características faciais, uma imagem espelhada de peças anatómicas e pode compensar o crescimento do paciente e as distorções do material. Tem as seguintes utilizações:-

■ Produção de próteses auriculares

■ Produção de Obturadores

■ A duplicação da prótese maxilar/mandibular existente é especialmente crucial quando é necessário um ajuste exato aos dentes existentes ou a um implante.

■ Fabricar endopróteses cirúrgicas para pacientes com tumores de grandes dimensões e cuja excisão está prevista.

■ Para a produção de escudos de chumbo para proteger os tecidos saudáveis que rodeiam a lesão durante a radioterapia. Permite a aquisição de dados sem contacto e, por conseguinte, evita a tensão dos tecidos, o fluxo de material de impressão em excesso nos cortes inferiores e qualquer reação possível por contacto mecânico.

■ No caso dos doentes queimados, pode ser feita uma impressão digitalizada sem contacto para o fabrico de stents para queimaduras sem submeter os tecidos sensíveis das queimaduras a procedimentos de impressão.

O intervalo de precisão do padrão de prótese facial fabricado pela SL é de 0,1-0,4 mm

■ **Dentisteria de implantes**: - Os modelos cirúrgicos de estereolitografia estão a ser utilizados para o planeamento e a colocação de implantes cirúrgicos e protéticos. Com a ajuda desta tecnologia, o cirurgião e o protésico podem agora simular a colocação ideal de implantes nas imagens de TAC reformatadas e planear o tratamento com as dimensões exactas dos implantes, juntamente com a profundidade e a angulação ideais, e, ao mesmo tempo, transferir a localização exacta para a férula cirúrgica estereolitográfica gerada por computador. Assim, o planeamento em 3D resultou num melhor planeamento da posição do implante em relação à qualidade e quantidade óssea, biomecânica e estética.

Com esta técnica, a cirurgia minimamente invasiva é efectuada sem retalho, e a prótese é entregue com carga funcional imediata nos implantes. Assim, o seu papel na redução de complicações no campo dos implantes é indiscutível. Permite uma avaliação precisa de pontos anatómicos, como o tamanho do seio maxilar e a localização do nervo alveolar inferior na mandíbula. A exatidão da colocação de implantes intra-orais com a utilização de uma férula estereolitográfica foi avaliada como sendo de 0,42,0 mm e as angulações de 2 a 5 . Para implantes extra-orais, esta precisão é de 1,5 mm.

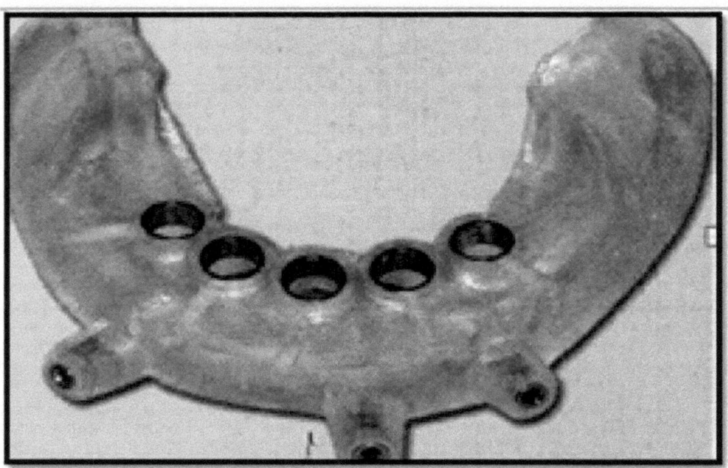

Fig.13.3 MODELO CIRÚRGICO ESTEREOLITOGRÁFICO

A Prototipagem Rápida utilizando modelação por estereolitografia é considerada um método CAM rápido para obter protótipos. Em medicina dentária, pode ser utilizada na preparação pré-operatória de estratégias reparadoras em grandes lesões ósseas, no diagnóstico da elevação do seio maxilar e na conceção de próteses faciais de tecidos moles. As suas vantagens podem ser enumeradas da seguinte forma

1. Tem uma elevada precisão geométrica (0,002 polegadas)
2. Permite poupar tempo. Na maioria dos casos, os modelos podem ser criados em 24 horas.
3. O material transparente permite olhar para dentro do modelo.
4. Os protótipos SL podem ser perfurados e roscados, fresados ou colocados num torno.
5. Os dados 3D podem ser facilmente transferidos para áreas distantes.
6. Isto é menos agravante para o doente.
7. O tratamento dos doentes com trismo é muito mais fácil.
8. É mais exato do que causar uma impressão.

A OUTRA FACE DA MOEDA

O sistema de planeamento 3D é uma ferramenta fiável para a avaliação pré-operatória da colocação de implantes. Infelizmente, os longos prazos de entrega destas peças reduzem a velocidade de desenvolvimento do produto e, consequentemente, aumentam o tempo de colocação no mercado.

1. Tem um processo de pós-processamento complexo e moroso, especialmente a remoção do suporte.

2. É dispendioso e sensível à técnica.

TENDÊNCIAS FUTURAS:-

Os desenvolvimentos em curso neste domínio ilustram várias tendências interessantes.

1. A procura de modelos RP no sector da medicina duplicou nos últimos 2-3 anos. As peças em miniatura estão a ser produzidas através da RP para uma vasta gama de aplicações e produtos, tais como actuadores e sensores.

2. A gama de novos e habituais aplicadores da RP continua a alargar-se. Mas isto é apenas o começo. O crescimento para novos mercados e indústrias definirá o papel da RP.

A gama de aplicações novas e habituais da RP continua a expandir-se. Estas utilizações, combinadas com os muitos novos desenvolvimentos e inovações em todo o mundo, estão a conduzir a avanços e tendências que estão a remodelar a indústria da RP como um todo. A estereolitografia é uma técnica de fabrico de formas livres sólidas que tem fortes perspectivas para aplicações biomédicas, especialmente se for utilizada em conjunto com técnicas de imagiologia médica. Durante os procedimentos cirúrgicos, como a colocação de implantes e cirurgias complexas, provou o seu valor na facilitação, aceleração e melhoria da qualidade do trabalho.

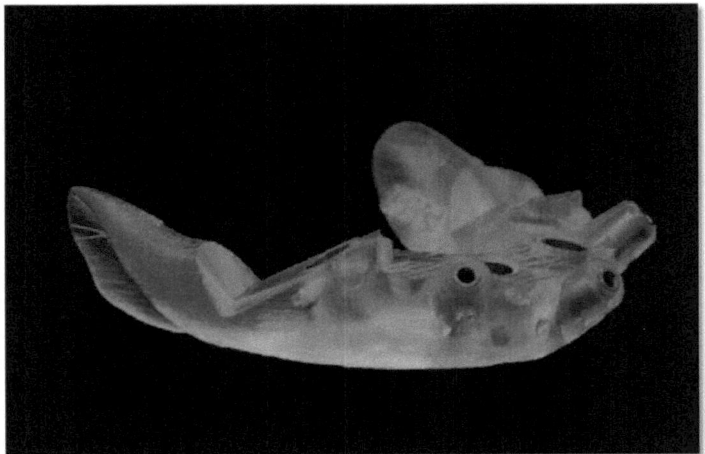

Fig.13.4 MODELO DE PREPARAÇÃO MANIPULÁVEL ATRAVÉS DE PROTOTIPAÇÃO RÁPIDA

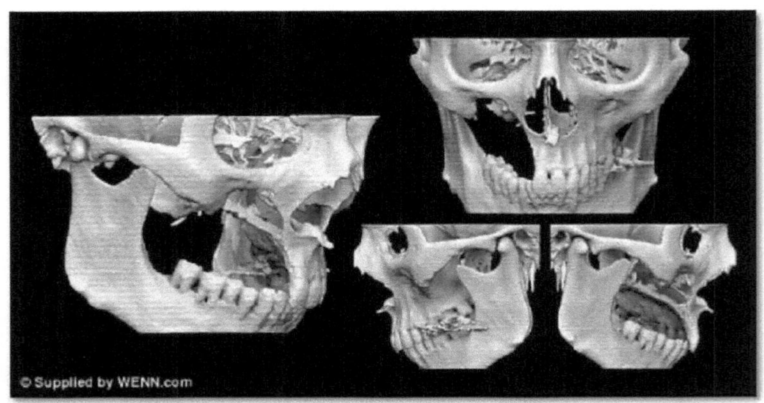

Fig.13.5 MODELO DE ESTEREOLITOGRAFIA

BIBLIOGRAFIA

1. Mantri S, Khan Z. Reabilitação protética de defeitos maxilofaciais adquiridos. Cancro da cabeça e do pescoço. Intech. 2012 Mar 14:315-6.s

2. Glossário de termos de prótese dentária: GPT-8

3. Laney WR. Maxillofacial prosthetics: postgraduate dental handbook series. PSG, Littleton. 1979:279-306.

4. Ahtkawa H. Papadak1 M, Abulikemu M. Leaf J. Vacanti JP, Kaban LB. Troulis MJ. A engenharia de tecidos craniofaciais em laboratório: uma revisão de biomateriais para scatfolds e revestimentos de implantes. Dental Clinies of North America. 2006 Abr 30:50(2):205-16.

5. Jacobs PF. Prototipagem e fabrico rápidos: fundamentos da estereolitografia. Society of Manufacturing Engineers; 1992.

6. Ring ME. Dentistry. Uma história ilustrada. Nova Iorque: Harry N Abrams. Inc. & Mosby-Year Book, Inc. 1985.

7. Parr GR. Gardner LK. A evolução do desenho da estrutura do obturador. The Journal of prosthetic dentistry. 2003 Jun 30:89(6):608-10.

8. Nidiffer TJ, Shipmon TH. O obturador de bolbo oco para aberturas palatinas adquiridas. The Journal of Prosthetic Dentistry. 1957 Jan 1:7(1):126-34.

9. Fox A. Correção protética de uma fenda palatina adquirida grave. O Jornal de Odontologia Protética. 1958 maio 1:8(3):542-6.

10. Lang BR, Bruce RA. Prótese de maxilectomia pré-cirúrgica. O Jornal de dentisteria protética. 1967 Jun 1:17(6):613-9.

10. Curtis TA. Planeamento do tratamento de próteses maxilofaciais intra-orais para pacientes com cancro. The Journal of prosthetic dentistry. 1967 Jul 1;18(1):70-6.

11. El Mahdy AS. Processamento de um obturador oco. The Journal of prosthetic dentistry. 1969 Dec 1;22(6):682-6.

12. Riley C. Obturadores de tratamento para pacientes edêntulos. O Jornal de Dentisteria Protética.
1970 Sep 1;24(3):312-9.

13. Hahn GW. Um obturador de bolbo de silicone confortável com ou sem dentaduras. The Journal of Prosthetic Dentistry. 1972 Sep 1;28(3):313-7.
Williams & Wilkins Company; 1972.

14. oremalm NG. Um obturador descartável para defeitos maxilares. A revista de odontologia protética.
1973 Jan 1;29(1):94-6.

16. Ohyama T, Gold HO, Pruzansky S. Obturador maxilar com extensão oca revestida a silicone.
O Jornal de Odontologia Protética. 1975 Sep 1;34(3):336-41.

17. Parel SM, Drane JB. Reproduzindo o espaço do defeito vertical-lateral na construção do obturador.
O Jornal de Odontologia Protética. 1976 Mar 1;35(3):314-8.

18. Matalon V, LaFuente H. Um método simplificado para fazer um obturador oco. The Journal of prosthetic dentistry. 1976 Nov 1;36(5):580-2.

19. Federick DR. Um obturador maxilar provisório retido magneticamente. The Journal of Prosthetic Dentistry. 1976 Dec 1;36(6):671-5.

20. Tanaka Y, Gold HO, Pruzansky S. Uma técnica simplificada para o fabrico de um

obturador leve. The Journal of prosthetic dentistry. 1977 Dez 1;38(6):638-42.

21. Aramany MA. Princípios básicos do desenho de obturadores para pacientes parcialmente edêntulos. Parte I: Classificação. Journal of Prosthetic Dentistry. 2001 Dec 1;86(6):559-61.

22. Schneider A. Método de fabrico de um obturador oco. A revista de odontologia protética. 1978 set 1;40(3):351

23. Desjardins RP. Desenho de prótese obturadora para defeitos maxilares adquiridos. The Journal of Prosthetic Dentistry. 1978 Abr 1;39(4):424-35.

24. Oral K, Aramany MA, McWilliams BJ. Inteligibilidade da fala com o obturador de flange vestibular. The Journal of Prosthetic Dentistry. 1979 Mar 1;41(3):323-8.

25. Strohaver RA, RA S. Obturador de botão para um defeito do palato mole. O jornal de odontologia protética. 1980 Feb 1;43(2):229-30.

26. Freidline CW. Obturação protética imediata da maxila parcialmente ressecada em pacientes edêntulos. The journal of prosthetic dentistry.1980 jul 1;(1):72-3

27. Gandhi NK, Bhatt NA. Prótese obturador-orbital. O Jornal de Odontologia Protética. 1980 Sep 1;44(3):336-7.

28. Zaki HS. Bypass modificado em obturadores de bulbo oco maxilar. O Jornal de Prótese Dentistry. 1980 Mar 1;43(3):320-1.

29. Vergo Jr TJ, Chapman RJ. Maximizando o suporte para defeitos maxilares. The Journal of Prosthetic Dentistry. 1981 Feb 1;45(2):179-82.

30. Medford HM. Reparação do obturador maxilar de bulbo oco. Jornal de Odontologia Protética. 1981 Jan 1;45(1):111-2.

31. Plank DM, Weinberg B, Chalian VA. Avaliação da fala após obturação protética de defeitos maxilares adquiridos cirurgicamente. The Journal of Prosthetic Dentistry. 1981 Jun 1;45(6):626- 38.

32. Frame RT, King GE. Uma prótese provisória cirúrgica. The Journal of Prosthetic Dentistry. 1981 Jan 1;45(1):108-10.

33. Pomerantz JM, Zimmerman DE. A utilização de pilares de canino não paralelos para um obturador de sobredentadura de barra de tecido. Journal of Prosthetic Dentistry. 1982 Feb 1;47(2):194-7.

34. Wright SM, Pullen-Warner EA, Le Tissier DR. Desenho para retenção máxima da prótese obturadora para pacientes com hemimaxillectomia. Journal of Prosthetic Dentistry. 1982 Jan 1;47(1):88- 91.

35. Knapp JG. Uma abordagem simplificada para o fabrico de uma prótese obturadora oca maxilar. The Journal of Prosthetic Dentistry. 1984 Jan 1;51(1):67-9.

36. Palmer B. Coffey KW. Fabrico do obturador de bolbo oco. The Journal of prosthetic dentistry. 1985 abril 1:53(4):595-6.

37. Shifman A. Kusner W. Uma técnica de fabrico de prótese para o paciente edêntulo de ressecção maxilar. The Journal of prosthetic dentistry. 1986 Nov 1:56(5):586-92.

38. Minsley GE, Warren DW, Hinton V. Respostas fisiológicas à ressecção maxilar e subsequente obturação. The Journal of prosthetic dentistry. 1987 Mar 1:57(3):338-44.

39. Parr GR, Tharp GE, Rahn AO. Princípios protéticos no desenho da estrutura das próteses obturadoras maxilares. O Jornal de odontologia protética. 1989 Ago 1:62(2):205-12.

40. Knudson RC, Williams EO, Montalvo R. Base de registo estabilizada para obturador de prótese parcial removível maxilar. The Journal of Prosthetic Dentistry. 1989 Feb 1;61(2):247-8.

41. Huryn JM, Piro JD. A prótese obturadora cirúrgica imediata maxilar. The Journal of prosthetic dentistry. 1989 Mar 1;61(3):343-7.

43. Mitchell DL, Gary JJ, Khan A. Reabilitação de um paciente com uma ressecção maxilar parcial bilateral. Um relatório clínico. O Jornal de Odontologia Protética. 1989 Nov 1;62(5):497-9.

44. Gardner LK, Parr GR, Rahn AO. Combinação de flange respiratória de suporte nasal com prótese obturadora oca. Um relatório clínico. The Journal of prosthetic dentistry. 1990 maio 1;63(5):497- 501.

45. Jacob RF, King G. Retentores indirectos no desenho do obturador do palato mole. The Journal of Prosthetic Dentistry. 1990 Mar 1;63(3):311-5.

46. DaBreo EL. Uma prótese obturadora provisória fotopolimerizável. Um relatório clínico. The Journal of prosthetie dentistry. 1990 Abr 1:63(4):371-3.

47. Minagi S. Nagare I. Sato M. Retentor resiliente em forma de cogumelo para próteses obturadoras maxilares. Jornal Internacional de Prótese Dentária. 1991 Sep 1:445).

48. Devlin H. Barker GR. Reabilitação protética do paciente desdentado
que requer uma maxillectomia parcial. O Jornal de odontologia protética. 1992
Fev 1:67(2):223-7.

49. Kaplan P. Estabilização de uma prótese obturadora provisória utilizando um duplicador de prótese. O Jornal de dentisteria protética. 1992 Mar :67(3):377-9.

50. 5iack WB. Obturação cirúrgica utilizando uma prótese com gates. The Journal of prosthetie dentistry. 1992 Ago 1:68(2):339-42.

51. roly zois GL. Prótese obturadora combinada fotopolimerizável. O Jornal de odontologia protética. 1992 Ago 31:68(2):345-7.

52. Wolfaardt JF, Tam V, Faulkner MG, Prasad N. Comportamento mecânico de três sistemas adesivos protéticos maxilofaciais: um projeto-piloto. O Jornal de odontologia protética. 1992 Dec1;68(6):943-9.

53. Didier M, Laccoureye O, Brasnu D, Vignon M. Nova prótese obturadora cirúrgica para pacientes com hemimaxilectomia. The Journal of prosthetic dentistry. 1993 maio 1;69(5):520-3.

54. Shimodaira K, Yoshida H, Mizukami M, Funakubo T. Prótese obturadora em conformidade com o movimento do palato mole: um relatório clínico. O Jornal de Dentisteria Protética. 1994 Jun
1;71(6):547-51.

55. Parr GR. Gardner LK. Considerações sobre o design do fecho de báscula para estruturas obturadoras. The Journal of prosthetic dentistry. 1995 Nov 1:74(5):503-11.

56. Clark RK, Chow TW, Luc HW, Tideman H. Aspectos protéticos de um novo método de reconstrução funcional após maxillectomia. The Journal of prosthetic dentistry. 1995 Jun 30:73(6):559-62.

57. Roumanas ED, Nishimura RD, Davis BK. Beumer J. Avaliação clínica de implantes que suportam próteses obturadoras maxilares edêntulas. The Journal of prosthetic dentistry. 1997 Fev 28:77(2): 184-9o.

58. Wang RR, Hirsch RF. Refinamento da base oca do obturador utilizando
resina. O Jornal de Odontologia Protética. 1997 Sep 30:78(3):327-9

59. Cotert HS, Cura C, Kesercioglu A. Modified flasking technique for
processamento de um obturador de ressecção maxilar com pressão contínua
injeção. O Jornal de odontologia protética. 2001 Oct 31:86(4):438-40.

60. Okay DJ, Genden E, Buchbinder D, Urken M. Directrizes protéticas para a reconstrução cirúrgica da maxila: um sistema de classificação de defeitos. the Journal of prosthetic dentistry. 2001 Oct 31:86(4):352-63.

61. Markt JC. Um obturador endósseo, implanto-retido, para a reabilitação de um granuloma central de células gigantes recorrente: um relatório clínico. Journal of Prosthetic Dentistry. 2001 Feb 1;85(2):116-20.

62. Pigno MA, Funk JJ. Aumento da retenção do obturador por extensão para a abertura nasal: um relatório clínico. O Jornal de Odontologia Protética. 2001 Abr 1;85(4):349-51.

63. Asher ES, Psillakis JJ, Piro JD, Wright RF. Técnica para a conversão rápida de um obturador num bulbo oco. Journal of Prosthetic Dentistry. 2001 Abr 1;85(4):419-20.

64. Sigurgeirsdottir E, Minsely GE, Rothenberger SL. Incorporação de um acessório ERA para o desenho da estrutura do obturador: um relatório clínico. The Journal of prosthetic dentistry. 2002 maio 1;87(5):477-80.

65. Mukohyama H, Sasaki M, Taniguchi H. Modificação de um obturador cirúrgico na cadeira: Um relatório clínico. O Jornal de Medicina Dentária Protética. 2004 Jun 1;91(6):518-20.

66. Marunick M. Quadros de conceção de portas híbridas para a reabilitação da paciente com maxilectomia. Jornal de dentisteria protética. 2004 Abr 30:91(4):315-8.

67. Habib BH, Driscoll CF. Fabrico de um obturador oco fechado. O Jornal de odontologia protética. 2004 Abr 30:91(4):383-5.

68. Savion I, Huband ML. Um obturador de alimentação para um bebé pré-termo com Pierre Sequência de Robin. O Jornal de Dentisteria Protética. fevereiro de 2005 28:93(2):197-200.

69. kreissl ME, Heydecke G, Metzger MC, Schoen R. Zygoma implant Reabilitação protética apoiada após maxillectomia parcial utilizando Navegação cirúrgica: um relatório clínico. Revista de odontologia protética 2007 Mar 31;97(3):121-8.

70. JS A, KN M, Baliarsing A. Estereolitografia (Protótipo Rápido): uma ferramenta útil na reconstrução da mandíbula e da maxila. Revista indiana de educação dentária. 2013 jan 1:6(1).

71. de Sousa AA, Mattos BS. Análise por elementos finitos da estabilidade e tensão funcional de próteses obturadoras maxilares implanto-suportadas. The Journal of Prosthetic Dentistry. 2014 Dec 1;112(6):1578-84.

72. Amer MM, Rashad HA, Abdallah S. Distribuição de tensões em obturadores retidos por implantes utilizando diferentes tipos de encaixes: Uma análise tridimensional de elementos finitos. Tanta Dental Journal. 2015 Dec 1;12:S30-40.

73. Brandão TB. VechiatoFilho AJ, de Souza Batista VE, de Oliveira MC. Santos-Silva AR. Próteses obturadoras versus transferências livres de tecido: A revisão sistemática da abordagem óptima para melhorar a qualidade de vida para pacientes com defeitos maxilares. O Jornal de Dentisteria Protética. 2016 Feb 29;115(2):247-53.

74. Chalian VA, Phillips RW. Materiais em próteses maxilofaciais. Journal of biomedical materials research. 1974 Jan 1:8(4):349-63.

75. Barhate AR, Gangadhar SA, Bhandari AJ, Joshi AD. Materiais utilizados em próteses maxilofaciais: A Review. Pravara Medical Review. 2015 Mar 1;7(1).

76. Maller US, Karthik KS, Maller SV. Materiais protéticos maxilofaciais - tendências

passadas e actuais. J Indian Acad Dent Spec. 2010 Apr;1(2):42-4.

77. Alqutaibi AY. Materiais de prótese facial: História e avanço. Int J Contemp Dent Med Rev. 2015;2015:4.

78. Costa-Palau S, Torrents-Nicolas J, Brufau-de Barberà M, Cabratosa-Termes J. Utilização de poliéter-éter-cetona no fabrico de uma prótese obturadora maxilar: um relatório clínico. The Journal of prosthetic dentistry. 2014 Sep 1;112(3):680-2.

79. Chalian VA, Drane JB, Standish SM. Próteses maxilofaciais: prática multidisciplinar. Williams & Wilkins Company; 1972.

80. Meenakshi A, Shah D. As próteses obturadoras para maxillectomia. Revista SRM de Investigação em Ciências Dentárias. 2012 Jul 1;3(3):193.

81. Langdon JD. Reabilitação maxilofacial: Considerações protéticas e cirúrgicas: Editado por John Beumer III, Thomas A. Curtis e David N. Firtell. St Louis, Toronto e Londres: The CV Mosby Company, 1979, pp. 549, preço £ 37,50.

82. Beumer J, Curtis TA, Firtell DN. Reabilitação maxilofacial. St. Louis: Mosby. 1979:90169.

83. Bohle GC, Mitcherling WW, Mitcherling JJ, Johnson RM, Bohle GC. Estabilização imediata do obturador utilizando mini-implantes dentários. Jornal de Prostodontia sobre Implantes Dentários. 2015 Sep 4:192-6.

84. Wu YL, Schaaf NG. Comparação da redução de peso em diferentes desenhos de próteses obturadoras sólidas e ocas. The Journal of prosthetic dentistry. 1989 Aug 1;62(2):214-7.

85. Parr GR, Gardner LK. Considerações sobre o desenho do fecho de báscula para estruturas obturadoras. The Journal of Prosthetic Dentistry. 1995 Nov 1;74(5):503-11.

86. Yeshwante B, Patil SJ, Baig N. Auxiliares de retenção em prótese maxilofacial. Revista Internacional de Ciências Clínicas Dentárias. 2014 May 1;5(2).

87. Grossmann Y, Madjar D. Anexos ligados por resina para a retenção do obturador maxilar: um relatório clínico. The Journal of prosthetic dentistry. 2004 Sep 1;92(3):229-32.

88. Princípios de seleção de anexos por hamid shafie.

89. ACademia de Prótese Dentária. (1999). O Glossário de termos de Prótese Dentária (7ª edição).
Journal of Prosthetic Dentistry, 81, 41-110.

90. albrektsson t. zarb ga. determinação de relatórios clínicos correctos. the international journal of prosthodontics.1998;11(5):517

91. Chalian VA, Drane JB, Standish SM. A evolução e o âmbito das próteses maxilofaciais. Maxillofacial Prosthetics Multidisciplinary Practice (Prática Multidisciplinar de Prótese Maxilofacial). Baltimore, EUA: The Williams and Wilkins Company. 1972;11(2):121-32.

92. Chalian VA, Bogan RL, Sandlewick JW. Retenção de próteses. Maxillofacial Prosthetics Multidisciplinary Practice (Prática Multidisciplinar de Prótese Maxilofacial). Chalian, VA, Drane, JB & Standish, SM, Eds. 1972:121-32.

93. Kantola R. Utilização de uma estrutura composta reforçada com fibras e de um pigmento termocrómico em próteses faciais. Turun Yliopisto Universidade de Turku Turku. 2014.

94. Etienne OM, Taddei CM. Utilização de encaixes de clipe de barra para melhorar a retenção de um obturador protético maxilofacial: um relatório clínico. Jornal de reabilitação oral. 2004 Jun;31(6):618-21.

95. Weischer T, Mohr C. Próteses telescópicas mandibulares suportadas por implantes em pacientes com cancro oral: um estudo retrospetivo de até 9 anos. Jornal Internacional de Prótese Dentária. 2001 Jul 1;14(4).

96. Parel SM, Tjellströ A. The United States and Swedish experience with osseointegration and facial prostheses. Jornal Internacional de Implantes Orais e Maxilofaciais. 1991 Mar 1;6(1).

97. Watson RM, Coward TJ, Forman GH. Resultados do tratamento de 20 pacientes com próteses auriculares implantadas. International Journal of Oral & Maxillofacial Implants. 1995 Jul 1;10(4).

98. Arcuri MR, Rubenstein JT. Implantes faciais. Dental Clinics of North America. 1998 Jan 1;42(1):161-75.

99. Hooper SM, Westcott T, Evans PL, Bocca AP, Jagger DC. Próteses faciais suportadas por implantes fornecidas por uma unidade maxilofacial num hospital regional do Reino Unido: longevidade e opiniões dos pacientes. Journal of Prosthodontics: Implantologia, Estética e Medicina Dentária Reconstrutiva. 2005 Mar;14(1):32-8.

100.Leonardi A, Buonaccorsi S, Pellacchia V, Moricca LM, Indrizzi E, Fini G. Reabilitação protética maxilofacial com implantes extra-orais. Jornal de Cirurgia Craniofacial. 2008 Mar 1;19(2):398-405.

101.Leonardi A, Buonaccorsi S, Pellacchia V, Moricca LM, Indrizzi E, Fini G. Reabilitação protética maxilofacial com implantes extra-orais. Jornal de Cirurgia Craniofacial. 2008 Mar 1;19(2):398-405.

102.Ethunandan M, Downie I, Flood T. Prótese nasal retida por implantes para reconstrução de grandes defeitos de rinectomia: a experiência de Salisbury. Revista internacional de cirurgia oral e maxilofacial. 2010 Abr 1;39(4):343-9.

103.Fortin Y, Sullivan RM, Rangert BR. A ponte de implantes Marius: reabilitação cirúrgica e protética para o maxilar superior completamente desdentado com reabsorção moderada a grave: um estudo clínico retrospetivo de 5 anos. Clínica dentária de implantes e investigação relacionada. 2002 Jul;4(2):69-77.

104.Jacobsson M, Tjellström A, Fine L, Andersson H. Um estudo retrospetivo de fixações de titânio penetrantes na pele, osseointegradas, utilizadas para reter próteses faciais. International Journal of Oral & Maxillofacial Implants. 1992 Dec 1;7(4).

105.Makihara E, Masumi SI, Arita M, Kurogi T. Aplicação clínica de fixação magnética para retenção e ligação de próteses maxilofaciais a uma prótese intra-oral. Prosthodontic research & practice. 2008;7(1):60-3.

106.Boeckler AF, Morton D, Ehring C, Setz JM. Propriedades mecânicas de acessórios magnéticos para próteses removíveis em dentes e implantes. Journal of Prosthodontics: Implantologia, Estética e Medicina Dentária Reconstrutiva. 2008 Dec;17(8):608-15.

107.Chalian VA, Barnett MO. Uma nova técnica para a construção de um obturador oco de peça única após maxillectomia parcial. The Journal of Prosthetic Dentistry. 1972 Oct 1;28(4):448-53.

108.Payne AG, Welton WG. Um obturador insuflável para utilização após maxillectomia. The Journal of Prosthetic Dentistry. 1965 Jul 1;15(4):759-63.

109.El Mahdy AS. Processamento de um obturador oco. The Journal of prosthetic dentistry. 1969 Dec 1;22(6):682-6.

110.El Mahdy AS. Processamento de um obturador oco. The Journal of prosthetic dentistry. 1969 Dec 1;22(6):682-6.

111.Wood RH, Carl W. Obturadores de silicone ocos para pacientes após maxillectomia total. O Jornal de Odontologia Protética. 1977 Dez 1;38(6):643-51.

112.Schneider A. Método de fabrico de um obturador oco - The journal of prosthetic dentistry.
1978 set 1;40(3):351.
113.Worley JL, Kniejski ME. Um método para controlar a espessura das próteses obturadoras ocas. The Journal of prosthetic dentistry. 1983 Aug 1;50(2):227-9.
114.Shifman A. Uma técnica para o fabrico do obturador aberto. The Journal of Prosthetic Dentistry. 1983 Sep 1;50(3):384-5.
115.Phankosol P, Martin JW. Obturador oco com tampa amovível. The Journal of Prosthetic Dentistry. 1985 Jul 1;54(1):98-100.
116.McAndrew KS, Rothenbergerb S, Minsley GE. Um método inovador de revestimento para o fabrico de uma prótese obturadora oca fechada. The Journal of prosthetic dentistry. 1998 Jul 1;80(1):129-32.
117.Benington IC. Obturadores ocos fotopolimerizáveis. O Jornal de Odontologia Protética. 1989 Sep 1;62(3):322-5.
118.McAndrew KS, Rothenbergerb S, Minsley GE. Um método inovador de revestimento para o fabrico de uma prótese obturadora oca fechada. The Journal of prosthetic dentistry. 1998 Jul 1;80(1):129-32.
119.O'Sullivan M, Hansen N, Cronin RJ, Cagna DR. A prótese completa maxilar oca: Uma técnica modificada. The Journal of prosthetic dentistry. 2004 Jun 1;91(6):591-4.
120.Patil PG, Patil SP. Fabrico de um obturador oco como uma unidade única para a gestão de maxillectomia subtotal bilateral. Jornal de Prótese Dentária: Implantologia, Estética e Medicina Dentária Reconstrutiva. 2012 Abr;21(3):194-9.
121.Phoenix RD, Cagna DR. DEFREEST CF. Stewart's clinical removable partial prosthodontics, 4ª edição, Hanover Park: Quintessence. 2008:8-17.
122.Murat S, Gurbuz A, Isayev A, Dokmez B, Cetin U. Retenção melhorada de um obturador protético maxilofacial utilizando acessórios de precisão: dois relatos de casos. Jornal Europeu de Medicina Dentária. 2012 Abr;6(02):212-7.
123.Beumer J, Curtis TA, Firtell DN. Reabilitação maxilofacial. St. Louis: Mosby. 1979:90169.
124.Patil PG, Parkhedkar RD. Novo obturador cirúrgico retido por mola para paciente com maxilectomia total. O Jornal da Sociedade Indiana de Prótese Dentária. 2009 Jan 1;9(1):33.
125.Habib BH, Driscoll CF. Fabrico de um obturador oco fechado. The Journal of prosthetic dentistry. 2004 Abr 1;91(4):383-5.
126.Ueda M, Hibino Y, Niimi A. Utilidade dos implantes dentários na reconstrução maxilofacial. Journal of Long-term Effects of Medical Implants. 1999 Jan 1;9(4):349-66.
127.Walter JD. Obturadores para defeitos palatais adquiridos. Dental update. 2005 Jun 2;32(5):277-84.
128.Parel SM, Branemark PI, Jansson T. Osseointegração em próteses maxilofaciais. Parte I: Aplicações intra-orais. The Journal of Prosthetic Dentistry. 1986 Abr 1;55(4):490-4.
129.Block MS, Guerra LR, Kent JN, Finger IM. Estabilização de prótese de hemimaxilectomia com implantes revestidos a hidroxilapatite: Relato de um caso. Jornal Internacional de Implantes Orais e Maxilofaciais. 1987 Mar 1;2(2).
130.Al-Salehi SK, Calder ID, Lamb DJ. Retenção magnética para obturadores. Journal of Prosthodontics. 2007 maio;16(3):214-8.
131.Zwahlen RA, Grätz KW, Oechslin CK, Studer SP. Taxa de sobrevivência de implantes zigomáticos em maxilares atróficos ou parcialmente ressecados antes da carga funcional: um

relatório clínico retrospetivo. International Journal of Oral & Maxillofacial Implants. 2006 maio 1;21(3):413.

132.Schmidt BL, Pogrel MA, Young CW, Sharma A. Reconstrução de defeitos maxilares extensos utilizando implantes zigomáticos. Jornal de cirurgia oral e maxilofacial. 2004 Sep 1;62:82- 9.

133.Parel SM, Branemark PI, Ohrnell LO, Svensson B. Ancoragem remota de implantes para a reabilitação de defeitos maxilares. The Journal of prosthetic dentistry. 2001 Oct 1;86(4):377-81.

134.Parel SM, Branemark PI, Ohrnell LO, Svensson B. Ancoragem remota de implantes para a reabilitação de defeitos maxilares. The Journal of prosthetic dentistry. 2001 Oct 1;86(4):377-81.

135.Mericske-Stern R, Perren R, Raveh J. Análise da tabela de vida e avaliação clínica de implantes orais que suportam próteses após a ressecção de tumores malignos. Jornal Internacional de Implantes Orais e Maxilofaciais. 1999 Sep 1;14(5).

136.Jansma J, Raghoebar GM, Batenburg RH, Stellingsma C, Van Oort RP. Enxerto ósseo de pacientes com fenda labial e palatina para colocação de implantes endósseos. A revista Cleft palate-craniofacial. 1999 Jan;36(1):67-72.

137.Esser E, Wagner W. Implantes dentários após cirurgia radical de cancro oral e radioterapia adjuvante. Jornal Internacional de Implantes Orais e Maxilofaciais. 1997 Jul 1;12(4).

138.Brogniez V, Lejuste P, Pecheur A, Reychler H. Reconstrução protética dentária de implantes osseointegrados colocados em osso irradiado. Jornal Internacional de Implantes Orais e Maxilofaciais. 1998 Jul 1;13(4):506-12.

139.Eckert SE, Desjardins RP, Keller EE, Tolman DE. Implantes endósseos num leito de tecido irradiado. Implant Dentistry. 1997 Abr 1;6(1):60.

140.Branemark PI, Gröndahl K, Öhrnell LO, Nilsson P, Petruson B, Svensson B, Engstrand P, Nannmark U. Zygoma fixture in the management of advanced atrophy of the maxilla: technique and long-term results. Jornal Escandinavo de Cirurgia Plástica e Reconstrutiva e Cirurgia da Mão. 2004 Jan 1;38(2):70-85.

141.Branemark PI, Gröndahl K, Öhrnell LO, Nilsson P, Petruson B, Svensson B, Engstrand P, Nannmark U. Zygoma fixture in the management of advanced atrophy of the maxilla: technique and long-term results. Jornal Escandinavo de Cirurgia Plástica e Reconstrutiva e Cirurgia da Mão. 2004 Jan 1;38(2):70-85.

142.Bohle GC, Mitcherling WW, Mitcherling JJ, Johnson RM, Bohle GC. Estabilização imediata do obturador utilizando mini-implantes dentários. Jornal de Prostodontia sobre Implantes Dentários. 2015 Sep 4:192-6.

143.Fukuda M, Takahashi T, Nagai H, Iino M. Obturadores maxilares edêntulos suportados por implantes com acessórios de barra fresada após maxilectomia. Jornal de cirurgia oral e maxilofacial. 2004 Jul 1;62(7):799-805.

144.Leles CR, Leles JL, Souza CD, Martins RR, Mendonça EF. Overdenture obturadora implanto-suportada para paciente com ressecção maxilar extensa: relato clínico. Journal of Prosthodontics: Implantodontia, Estética e Reconstrutiva. 2010 Abr;19(3):240-4.

145.Smith GA, Laird WR, Grant AA. Unidades de retenção magnética para overdentures. Journal of Oral Rehabilitation. 1983 Nov;10(6):481-8.

146.Oh WS, Roumanas E. Reabilitação protética assistida por implantes dentários de um paciente com um defeito de maxillectomia bilateral secundário a mucormicose. O Jornal de

Medicina Dentária Protética.

2006 Aug 1;96(2):88-95.

147.Monaem AA, Shaker K. Utilização de implantes osseointegrados para reter obturadores de pacientes edêntulos. Cairo Dent J. 2009;1:8.

148.Abukawa H, Papadaki M, Abulikemu M, Leaf J, Vacanti JP, Kaban LB, Troulis MJ. The engineering of craniofacial tissues in the laboratory: a review of biomaterials for scaffolds and implant coatings. Dental Clinics. 2006 Abr 1;50(2):205-16.

149.Wan DC, Nacamuli RP, Longaker MT. Engenharia de tecido ósseo craniofacial. Dental Clinics. 2006 Abr 1;50(2):175-90.

150.Poli T, Ferrari S, Bianchi B, Sesenna E. Reconstrução oromandibular primária com retalhos livres e placas de Thorp em pacientes com cancro: Uma experiência de 5 anos. Head & Neck: Journal for the Sciences and Specialties of the Head and Neck. 2003 Jan;25(1):15-23.

151.Cordeiro PG, Disa JJ, Hidalgo DA, Hu QY. Reconstrução da mandíbula com retalhos livres ósseos: uma experiência de 10 anos com 150 pacientes consecutivos. Cirurgia plástica e reconstrutiva.

1999 Oct 1;104(5):1314-20.

152.Boyapati L, Wang HL. O papel do plasma rico em plaquetas no aumento do seio maxilar: uma revisão crítica. Implantodontia. 2006 Jun 1;15(2):160-70.

153.Esposito M, Grusovin MG, Kwan S, Worthington HV, Coulthard P. Intervenções para substituir dentes em falta: técnicas de aumento ósseo para tratamento com implantes dentários. Base de dados Cochrane de Revisões Sistemáticas. 2008(3).

154.Mehta RP, Deschler DG. Reconstrução mandibular em 2004: uma análise de diferentes técnicas. Current opinion in otolaryngology & head and neck surgery. 2004 Aug 1;12(4):288-93.

155.Esposito M, Grusovin MG, Coulthard P, Worthington HV. A eficácia de vários procedimentos de aumento ósseo para implantes dentários: uma revisão sistemática Cochrane de ensaios clínicos controlados e aleatórios. Jornal Internacional de Implantes Orais e Maxilofaciais. 2006 Sep 1;21(5).

156.Mukerji R, Mukerji G, McGurk M. Fracturas da mandíbula: Perspetiva histórica. British Journal of Oral and Maxillofacial Surgery. 2006 Jun 1;44(3):222-8.

157.Ylikontiola L, Sundqvuist K, Sàndor GK, Törmälä P, Ashammakhi N. As miniplacas e mini-implantes bioreabsorvíveis auto-reforçados de poli-L/DL-lactido [SR-P (L/DL) LA] 70/30 são fiáveis para a fixação de fracturas mandibulares anteriores: um estudo piloto. Oral Surgery, Oral Medicine, Oral Pathology, Oral Radiology, and Endodontology. 2004 Mar 1;97(3):312-7.

158.Brown JS, Magennis P, Rogers SN, Cawood JI, Howell R, Vaughan ED. Trends in head and neck microvascular reconstructive surgery in Liverpool (1992-2001). Jornal Britânico de Cirurgia Oral e Maxilofacial. 2006 Oct 1;44(5):364-70.

159.Winder J, Bibb R. Tecnologias de prototipagem rápida médica: estado da arte e limitações actuais para aplicação na cirurgia oral e maxilofacial. Journal of oral and maxillofacial surgery. 2005 Jul 1;63(7):1006-15.

160.Nayar S, Bhuminathan S, Bhat WM. Prototipagem rápida e estereolitografia em medicina dentária. Journal of pharmacy & bioallied sciences. 2015 Abr;7(Suppl 1):S216.

161.Melchels FP, Feijen J, Grijpma DW. Uma revisão sobre a estereolitografia e as suas aplicações na engenharia biomédica. Biomaterials. 2010 Aug 1;31(24):6121-30.

162.Preoteasa E, Imre M, Lerner H, Tancu AM, Preoteasa CT. Overdentures de diâmetro estreito e mini-implantes dentários. Tendências emergentes em ciências da saúde oral e odontologia, In Tech. 2015 Mar 11:241-64.
163.

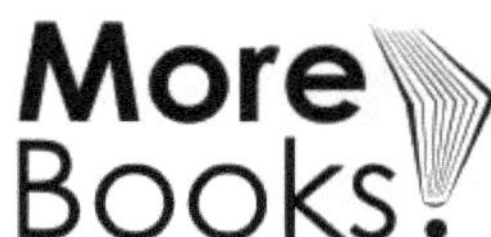

yes
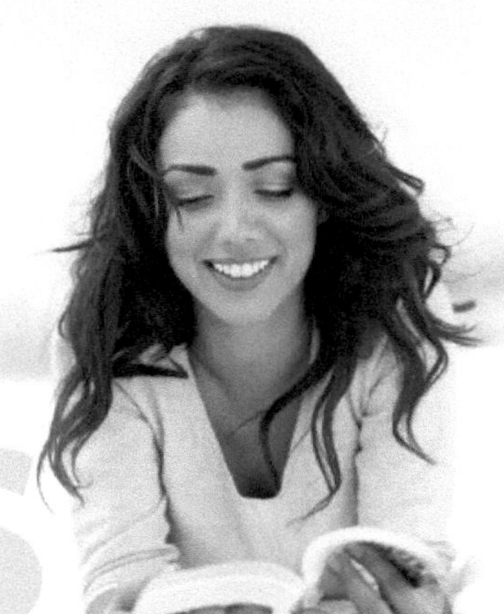

I want morebooks!

Buy your books fast and straightforward online - at one of world's fastest growing online book stores! Environmentally sound due to Print-on-Demand technologies.

Buy your books online at
www.morebooks.shop

Compre os seus livros mais rápido e diretamente na internet, em uma das livrarias on-line com o maior crescimento no mundo! Produção que protege o meio ambiente através das tecnologias de impressão sob demanda.

Compre os seus livros on-line em
www.morebooks.shop

info@omniscriptum.com
www.omniscriptum.com

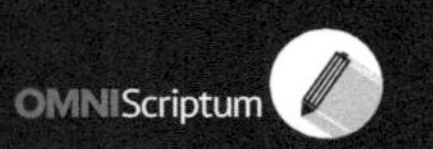

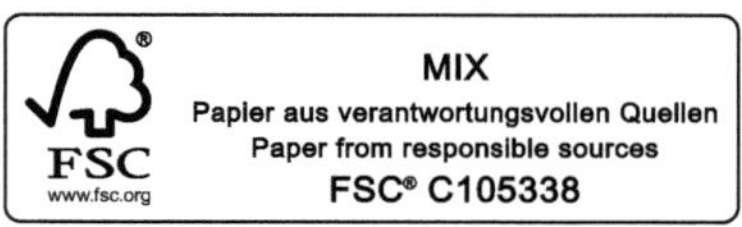

Printed by Books on Demand GmbH, Norderstedt / Germany